日常診療と看護ケアのための

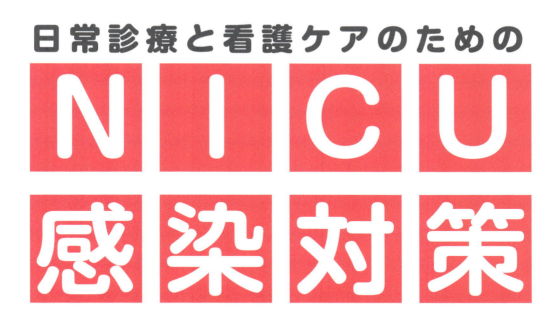

神戸大学大学院医学研究科内科系講座
小児科学分野こども急性疾患学部門　特命教授
森岡一朗 編著

ヴァン メディカル

はじめに

　新生児集中治療室（NICU）に入院する新生児の感染症やNICU内の感染対策にどのような印象をお持ちでしょうか？「特殊である」、「容易に感染症を発症しそう」、「多くの専門知識が必要そう」、「ケアをする対象が小さく感染対策は難しそう」などの意見をよく聞きます。しかし、NICUの特殊性を理由に、病院からNICUだけが感染面で特別扱いされる時代は終了しました。したがって、NICUも施設内の他の病棟と同じように感染制御チームと協働して管理されますし、万が一、アウトブレイクが生じた際も許容されません。

　NICUに入院し治療やケアを受ける新生児（特に早産児など）は、感染症の発症頻度が高く、その予防が重要です。成人や小児病棟とは異なるNICUという特殊な環境に合わせた医療関連感染（主に手指を介した交差感染、中心静脈カテーテル関連血流感染・呼吸器関連肺炎）の予防、保育器を含む医療機器・器具の消毒や取り扱い、細菌学的サーベイランス、抗菌薬の適正使用、面会・転入院時・アウトブレイク時の対応など多岐にわたる知識の習得と実践能力が必要となります。本書はこれらに必要な基礎的知識・エビデンスとすぐに実践できるNICUでの感染対策がまとめられた単行本です。現場で感じる疑問を解決でき、すぐに感染管理に活かせる内容となっています。また、「よくある」間違いやヒヤッとなど、診療現場で「よくある」事象が要所要所に記載されており、うなづいていただけることと思います。

　NICUでケアや治療を行う看護師・助産師や医師、感染制御チームで活動する医療従事者の座右の書としてご活用いただき、さらに充実した日常の感染対策に役立てていただければ幸いです。また、新生児の感染症やNICUの感染対策の教育のための書としてもご使用いただき、次世代のNICUの感染対策の専門家が育成されれば編著者として望外の喜びです。

　最後に、本書の企画から校正、出版に至るまで担当していただきました株式会社ヴァンメディカルの山路唯巴氏に感謝いたします。

2018年1月吉日

神戸大学大学院医学研究科内科系講座
小児科学分野　こども急性疾患学部門
特命教授　森岡一朗

編者・執筆者一覧

編　者

森岡一朗
神戸大学大学院医学研究科内科系講座　小児科学分野　こども急性疾患学部門　特命教授

執筆者（項目順）

森岡一朗
神戸大学大学院医学研究科内科系講座　小児科学分野　こども急性疾患学部門　特命教授

大城　誠
名古屋第一赤十字病院　小児科　第二小児科部長

美島路恵
東京慈恵会医科大学附属病院　医療安全管理部　感染対策室　副室長　師長

久田　研
順天堂大学医学部　小児科学講座　准教授

目 次

- はじめに　森岡一朗　3

1　NICUと感染対策　森岡一朗　10

2　NICUの常識　大城　誠　14

1　新生児（患者）の特徴　14
1. 未熟な免疫能と母親からの少ない移行抗体量　14
2. 気道や消化管粘膜の弱い防御機構　14
3. 脆弱な皮膚と保育器の使用　15
4. 正常細菌叢の獲得困難とNICU内異常細菌叢との接触　15
5. 医療器具の高い使用率と長期の使用　16

2　NICU（病室環境）の特徴　16
1. 空調設備　16
2. 床面積・ベッド間隔　17
3. 施設構造　18

3　新生児・NICUにおける病原微生物と感染経路　20
1. 母親から新生児への垂直感染　20
   - 子宮内（経胎盤）感染　21
   - 産道感染　21
   - 母乳感染　22
2. 医療従事者と環境・器具を介した新生児への水平感染　23
3. 血管内留置カテーテル・人工呼吸器などの医療器具や手術に関連した感染　23
4. 輸血を介した感染　25
5. 市中感染症の新生児への伝播　25

4　新生児の感染症　25
1. 敗血症　26
   - 早発型敗血症　26
   - 遅発型敗血症　26
2. 肺炎　27
3. 髄膜炎　28
4. 尿路感染症　28
5. 壊死性腸炎　29
6. そのほかの感染症　29

3　感染対策の常識　大城　誠　32

1　手指衛生　32
2　標準予防策　34

- **3** 接触予防策　35
- **4** 空気感染対策　36
- **5** 飛沫感染対策　36

4　NICUの器具・器材と感染対策　　大城　誠　38

- **1** 末梢留置針（静脈、動脈カテーテル）　38
- **2** カテーテル（末梢穿刺中心静脈カテーテル、臍動脈・静脈カテーテル）　39
- **3** 尿道カテーテル　40
- **4** 気管チューブ　42

5　NICUのケアと感染対策　　美島路恵　44

- **1** 全身管理　45
  - ❶ バイタルサインの測定・診察　45
    - 必要物品の準備・管理　45
  - ❷ 体重測定　46
- **2** 採血　48
  - ❶ 足底採血　48　　❷ 針滴下法採血　50　　❸ 血糖測定　51
- **3** 吸引（口鼻腔・気管内）　51
  - ❶ 経口・経鼻吸引（開放式吸引）　52　　❷ 気管内吸引（閉鎖式吸引）　53
- **4** 栄養管理　54
  - ❶ 調乳環境　54　　❷ ミルクウォーマー　55
  - ❸ 哺乳瓶・人工乳首の管理　56　　❹ 経管栄養による授乳　56
  - ❺ 経口授乳　58
- **5** 排泄ケア　59
  - ❶ おむつ交換　59　　❷ 浣腸　60
- **6** 輸液管理　61
  - ❶ ワンショット静脈内注射（iv）処置　61　　❷ 輸液セットの交換頻度　62
- **7** 皮膚ケア　62
  - ❶ 清拭　62　　❷ 沐浴　64

- **8　検査** 65
    - ❶ ポータブル胸腹部X線撮影 65
    - ❷ 超音波検査 66

6　NICUの環境整備　　美島路恵　68

- **1　ゾーニングの基本** 68
    - ❶ 日常の環境整備 69
    - ❷ ターミナルクリーニング（最終清掃） 70
- **2　保育器の管理** 70
    - ❶ 日常清掃 71
    - ❷ ターミナルクリーニング 71
- **3　人工呼吸器・呼気吸気変換方式経鼻的持続陽圧呼吸法の管理** 73
    - ❶ 人工呼吸器 73
        - ■ 回路交換 73
        - ■ 人工呼吸器の日常管理 73
    - ❷ Nasal-DPAP 74
- **4　吸引器** 74
- **5　シリンジポンプの管理** 75
- **6　モニター・パソコン・周辺環境の管理** 75

7　NICUのMRSA感染対策　　森岡一朗　78

- **1　MRSAとは？** 78
- **2　MRSAの病原性** 78
- **3　なぜ、NICUにおいてMRSA感染対策が重要なのか？** 80
- **4　MRSA感染・保菌児の推移と感染対策法の変遷** 80
    - ❶ 1990年後半から2000年 80
    - ❷ 2000年以降 82
- **5　現在のMRSA感染対策** 83
- **6　MRSA感染対策の実際** 84
    - ❶ MRSAサーベイランス（積極的監視培養） 84
    - ❷ 先制的接触予防策 85
    - ❸ 個室隔離 85
    - ❹ コホート隔離（コホーティング） 85
    - ❺ 手指衛生と個人防護具 86
- **7　NICUにおけるMRSA保菌と感染症についての見解と提言（2014年）** 87
- **8　NICUにおけるMRSAアウトブレイク時の対応** 88

8　NICUの抗菌薬適正使用　　久田　研　90

1　抗菌薬適正使用の考え方　90
- ❶ なぜ抗菌薬の適正使用が必要なのか？　90
- ❷ NICUにおける抗菌薬の適正使用の必要性　91
- ❸ 抗菌薬適正使用におけるNICUのジレンマ　92

2　NICUにおける抗菌薬適正使用の実際　93
- Step 1　感染巣の検索と培養検査　93
- Step 2　経験的治療の開始　93
- Step 3　起因菌別の抗菌薬選択　94
- Step 4　治療期間の設定　95
- Step 5　抗菌薬適正使用（Antimicrobial Stewardship）　96

9　面会時の感染対策　　久田　研　100

1　母親との面会〜カンガルーケア時の感染対策　100
- ❶ 面会時の対策　100
- ❷ カンガルーケア時の感染対策　104

2　同胞面会　105

10　転入院時の感染対策　　久田　研　108

1　標準予防策の徹底　108
2　事前の感染症情報の収集　109
- ❶ 母親の感染症情報　111
- ❷ 転入院時の微生物情報　112
- ❸ 他施設への転院　113

11　アウトブレイクの対応法　　久田　研　114

1　アウトブレイクの早期発見　114
2　アウトブレイク時の連携　117
3　アウトブレイク対処の実際　118

● 索　引　121

1 NICUと感染対策

森岡一朗

　病気を有する新生児や早産児は、出生直後から新生児集中治療室（Neonatal Intensive Care Unit：NICU）に入院し、治療を受けます。手術を受けることもあります。新生児はその未熟な免疫能に加えて、小児や成人では備わっている常在細菌叢を有さずに出生してくることから、細菌感染症に罹患しやすいという特徴があります。とくに早産児においては、母親からの移行免疫が少ないといった児の状態に加えて、医療従事者による高頻度の接触、多くの医療器具・器材の使用、長期間の人工呼吸器や経皮中心静脈カテーテルでの管理という特殊な状態におかれ、感染症に罹患する危険性が高い状況にあります。感染症の発症は児の生死に直結したり、後遺症につながることがあり、その予防はNICUの医療従事者の最重要課題となっています。

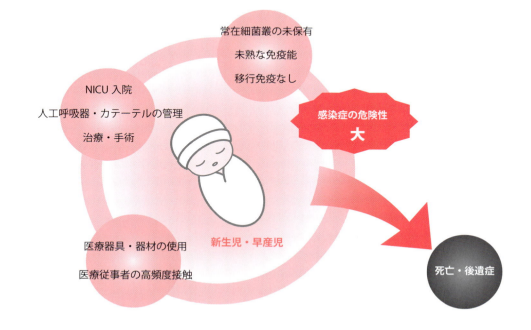

最近の新生児感染症には、次の様な特徴があります。

1. 低在胎週数・低出生体重で目立つ高い感染症発症率

低出生体重であればあるほど感染症の発症率が高くなります（表1）[1]。

2. 発症頻度の高い敗血症と肺炎

感染症の種類としては、敗血症もしくは血流感染、肺炎の発症頻度が高いです（図1）[1]。新生児敗血症は、全身性の感染症状に加え、新生児の血液中に起因菌の増殖が確認された場合と定義されます。敗血症に陥ると、低血圧や多臓器不全をきたし、血圧の変動、血小板数の減少、凝固機能異常などから頭蓋内出血や死亡の原因となります。肺炎は新生児の場合、人工呼吸器関連肺炎（Ventilator Associated Pneumonia：VAP）が多いです。

表1 出生体重別の感染症発症率（2016年）

出生体重	入院児数	発症数	発症率
～999g	1,222	333	27.3%
1,000～1,499g	1,583	95	6.0%
1,500g～	21,547	400	1.9%
合計	24,352	828	3.4%

参加施設数106施設

（文献1より一部改変）

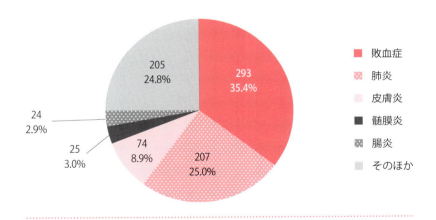

図1 感染症の種類（2016年）

参加施設数106施設

　感染症発症患児828人の感染症の分類は、敗血症35.4％と肺炎25.0％が全体の約6割を占め、皮膚炎8.9％、髄膜炎3.0％、腸炎2.9％であった。

（文献1より）

3. 減少する早発型感染症

生後72時間より前に発症するものを早発型感染症と言います。産道からの上行性感染や子宮内で感染が成立している場合、または出生時の産道において児へ感染した場合に、早発型敗血症を発症します。B群溶連菌（Group B *Streptococcus*：GBS）が、代表起因菌でしたが、母親に対するGBS保菌スクリーニングと積極的抗菌薬投与により減少しています。

4. 減少しない遅発型感染症

生後72時間以降に発症するものを遅発型感染症と言います。NICU入院中に医療従事者の手指や環境などからの感染により発症します。長期間の人工呼吸器や経皮中心静脈カテーテルの使用によりその発症頻度が増加します。さらに、メチシリン耐性黄色ブドウ球菌（Methicillin-Resistant *Staphylococcus aureus*：MRSA）をはじめとした耐性菌が起因菌となることが多いです。

以上のように、NICUでは超低出生体重児の遅発型感染症の発症頻度が高く（表2）[2]、その予防が重要となっています。それゆえ、成人や小児病棟とは異なるNICUという特殊な環境に合わせた医療関連感染（主に手指を介した交差感染、中心静脈カテーテル関連血流感染・VAP）の予防、保育器・人工呼吸器などの医療機器・器具の消毒や取り扱い、細菌学的サーベイランス、耐性菌の発生を予防するための抗菌薬の適正使用、面会、アウトブレイク時の対応など、多岐にわたる知識の習得と実践能力が大切となります。

表2　新生児敗血症の発生頻度（2006〜2008年、神戸大学関連5施設）

	新生児敗血症		
	合計	早発型	遅発型
全体 n=6,894	0.74%	0.13%	0.61%
出生体重1,000g未満 n=378	5.86%	0.26%	5.60%
出生体重1,000g以上 n=6,516	0.45%	0.12%	0.32%

出生体重1,000g未満の超低出生体重児の遅発型感染症の発症が顕著に高い。

（文献2より改変）

> **よくある NICU の医療従事者の不安**
>
> 　治療やケアを行っている児が感染症を発症した場合、NICU の医療従事者は、時に自分の処置時の感染対策や手指衛生などが不十分で感染させてしまったのではないか、と不安になることがあります。しかし、患者は治療やケアが必要な赤ちゃんです。私達医療従事者の治療やケアがないと生きていけない、といっても過言ではありません。1人ではなくチームで医療を行っていますので、スタッフ全員がしっかりと正確な感染対策の知識を付けて治療やケアを行い、NICU 入院中の医療関連感染を防ぎ赤ちゃんを NICU から卒業させてあげることが何よりも重要です。

■ Reference

1）厚生労働省院内感染対策サーベイランス事業：新生児集中治療室部門　公開情報2016年1～12月年報
2）Morioka I, Morikawa S, Miwa A et al：Culture-proven neonatal sepsis in Japanese neonatal care units in 2006-2008. Neonatology 102（1）：75-80, 2012

NICUの常識

大城　誠

1　新生児（患児）の特徴

　NICUに入院する新生児は、早発型敗血症などの感染症自体が入院理由である一方、入院中にも感染症を合併する易感染性を有します。感染症を合併する児のほとんどが、出生体重が1,500g未満である極低出生体重児や外科手術を要する児です。以下に易感染性となる要因と要因別の対策について簡単に列挙します。

① 未熟な免疫能と母親からの少ない移行抗体量

　感染に対する生体内の防御免疫を担う好中球・リンパ球・単球マクロファージの機能が、新生児では成人に比べて劣ります。また、子宮内で無菌的環境にいるため病原微生物に特異的な獲得免疫を有しておらず、母親からの胎盤を通して移行する受動免疫（免疫グロブリンG：IgG）に依存しています。このIgGは妊娠後期により多く胎児に移行するため、早産児では血中のIgG量がかなり少ない状態で出生します。このため感染対策として、早産児に対して予防的にIgGが投与される場合があります。

② 気道や消化管粘膜の弱い防御機構

　病原微生物の侵入門戸となる気道や消化管粘膜の防御機構は弱く、局所免疫システムも成熟していません。この消化管における免疫システムに対する重要な役割は、母乳が担っています。NICUで母乳栄養が重視されている理由のひとつとなります。

　母乳中に含まれる免疫細胞や分泌型免疫グロブリンA（IgA）は、消化管粘膜において病原微生物による感染を防御します。ラクトフェリンやリゾチームは、抗菌作用を示します。ラクトフェリンやオリゴ糖は、ビフィズス菌などの正常な腸内細菌叢の確立を促進します。母乳（特に初乳）を口腔内に塗布するだけでも尿中の分泌型IgAが増加し、局所のみならず全身の免疫系に好影響を与えて敗血症を減らす効果が、最近報告されています[1]。

3 脆弱な皮膚と保育器の使用

　成人に比べて、新生児、とくに早産児の皮膚は角質細胞層が少ないため脆弱であり、病原微生物の侵入門戸となりえます。また、モニターやテープを貼付する機会も多く、剥がす際などに皮膚損傷が容易に発生します。
　NICUでは早産児の体温管理および不感蒸泄抑制目的に閉鎖型保育器が使用されます。加温加湿された保育器内は、病原微生物にとって好ましい環境と言えます。

 ### 4 正常細菌叢の獲得困難とNICU内異常細菌叢との接触

　常在細菌叢が確立していない状態で出生する新生児において定着する細菌叢は、出生前後の医原的影響を強く受けます。例えば、帝王切開か経腟分娩かの分娩法、母乳か人工乳かの栄養法、抗菌薬への曝露などの違いにより、腸内細菌叢の構成が変化します[2]。とくに早期から母子分離されてNICUに入院する低出生体重児は、出生前後の各種の医療行為の影響を受けて正常な常在細菌叢を獲得しづらい状況下におかれます。すべてのケアを医療従事者に依存しているため、頻回な接触が避けられません。そして、長期に入院する間にNICU内に定着している異常細菌叢と接触する機会が、必然的に多くなるのです。
　対策として、常在細菌叢の定着を目的のひとつとして積極的に母子（父子）が接触する機会を増やします。また、正常な腸内細菌叢を獲得する目的でプロバイオティクス（ビフィズス菌）やプレバイオティクス（オリゴ糖）の投与が、わが国の多くのNICUで行われています。すでに壊死性腸炎の減少に効果が示され、二次的な敗血症の予防も期待されています。

よくある 質問

　NICUでよく行われる児とのスキンシップを目的としたカンガルーケアについて、母親（父親）の胸に裸の状態で児を抱くため感染対策面で不安視する声があります。しかし、健康成人である母親（父親）は正常な常在細菌叢を有している可能性が高く、好ましい細菌が児に定着する期待があります。感染対策面においても、むしろ推奨すべき行為として認識されています。

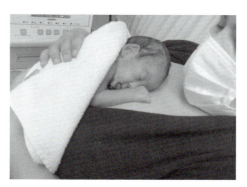

カンガルーケア

5 医療器具の高い使用率と長期の使用

極低出生体重児や外科手術を要する児は、血管内留置カテーテルや気管チューブが挿入される機会が多く、その留置期間も長くなります。必然的に医療器具に関連した感染症を合併する危険性が増加します。

2 NICU（病室環境）の特徴

易感染性の新生児を扱うNICUは、感染対策を意識した病室環境が歴史的に整備されてきました。しかし、その狭い空間などに起因する感染対策面での不具合は、課題として現在でも残っています。以下に感染対策の視点から多くのNICUが有する病室環境（図1）の特徴を述べます。

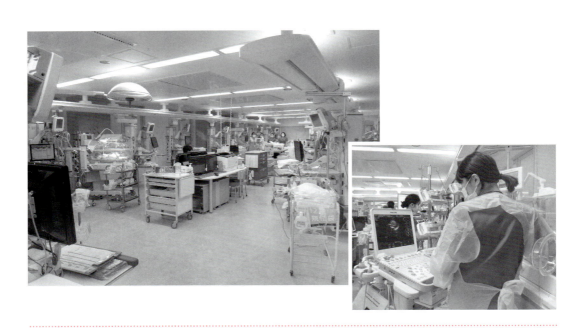

図1　NICUの病室環境

1 空調設備

NICUの空調設備は、日本医療福祉設備協会規格『病院設備設計ガイドライン（HEAS-02-2013）』に基づいて設計および管理されています。NICUの室温は、新生児が低体温に陥りやすいため一般病室よりも夏季・冬季ともに高めの26℃が望まれています。相対湿度

は夏季・冬季ともに一般居室と同じ50％とされています（図2）。NICUの清浄度は、ICUや血管造影室と同等のHEAS-02-2013清浄度クラスIII準清潔区域に該当します。清浄度クラスIV一般清潔区域である一般病室よりも清浄度は高いため、高性能フィルターを用いて最小風量の目安が外気量2〜3回/時、室内循環風量6〜10回/時で換気を行い、陽圧に保つ必要があります。

これらの空調設備における基準が検証されている訳ではありませんが、空気感染事例も皆無に近い現状を鑑みると妥当であると考えられます。

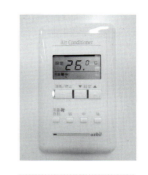

図2　空調設定例

2　床面積・ベッド間隔

診療報酬における新生児特定集中治療室管理料の施設基準により、NICUの床面積は1床あたり7m²以上と規定されています。この1床あたりの床面積は、わが国の成人集中治療室（Intensive Care Unit：ICU）の15m²以上や米国小児科学会（American Academy of Pediatrics：AAP）と米国産婦人科学会（American College of Obstetricans and Gynecologists：ACOG）が共同で発表している周産期ケアガイドライン[3]で推奨されている11.2m²以上（ベッド間隔は2.4m）よりも狭いことになります。確かに患者である新生児は小さいですが、収容される保育器や使用される人工呼吸器は大きく（図3）、医療従事者や面会の家族は成人です。おのずとベッド間隔は狭くなるため、病原微生物の水平伝播を増加させる要因となりえます。

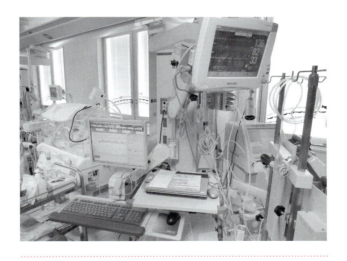

図3　NICUのベッド状況
保育器や人工呼吸器が大きく場所をとっている。

3 施設構造

　ほとんどの NICU は、新生児の観察を重視するため個室管理を前提とした構造ではありません。空気感染対策用に陰圧となった感染隔離室や飛沫・接触感染対策に利用できる個室は、個々の NICU によって保有状況は異なります。

　調乳室や授乳室や沐浴室などの関連諸室（図4〜6）は、空調としては清浄度クラスⅣの一般清潔区域とされています。しかし、共有物品も多いため病原微生物伝播の発生源ともなりうる区域です。

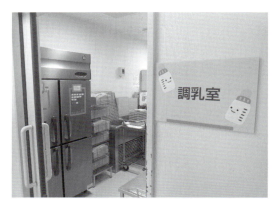

図4　調乳室

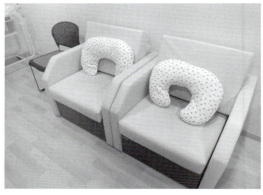

図5　授乳室

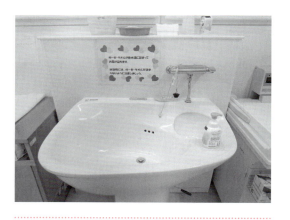

図6　沐浴室

一般病棟と同様に調剤業務を行う際に調剤専用室（図7）やクリーンベンチ（図8）の設置が望まれています。古いNICUには付帯されていない場合があり、調剤業務を行う空間の清潔化に工夫が必要となります。

　入り口には入室時に流水手洗いなどの感染対策を行う準備エリア（図9）が設けられています。以前は、医療従事者も面会者も更衣・着替え、キャップ・サージカルマスクの着用、靴の履き替えを行い、手洗い後に入室していました。しかし、現在では根拠の乏しい対策として検証されて、入室時の手順は施設ごとに見直されています。

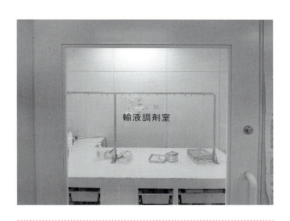

図7　調剤専用室

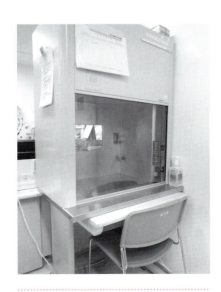

図8　クリーンベンチ

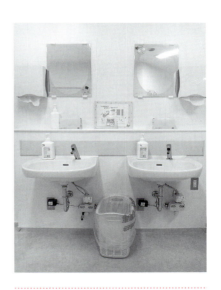

図9　準備エリア

3 新生児・NICUにおける病原微生物と感染経路

NICUにおける感染経路は図10[4]に示されるように多岐にわたるうえ、母親からの垂直感染という特有の経路があることを覚えておく必要があります。感染を起こす病原微生物は、感染経路別に特徴があります。したがって、感染対策を構築するうえで、感染経路と起因菌となりやすい病原微生物を理解しておくことは有益となります。以下に感染経路とその主な病原微生物について記載します。

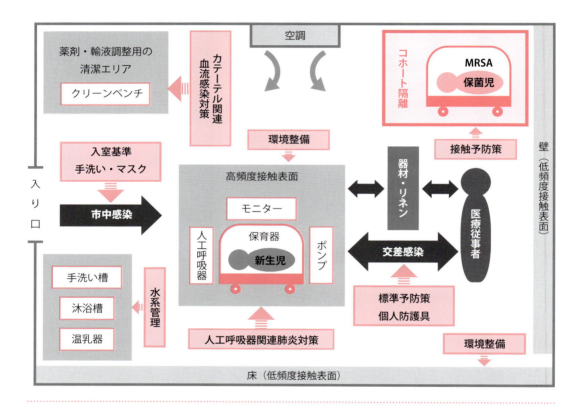

図10　NICUにおける感染経路別の感染対策

（文献4より一部改変）

1 母親から新生児への垂直感染

母親から胎児・新生児への垂直感染は、子宮内（経胎盤）感染、産道感染、母乳感染に大別されます。

子宮内（経胎盤）感染

母親から血行性に胎盤を介して胎児に感染する経路と、腟内に存在する病原微生物が絨毛膜羊膜炎・臍帯炎を惹起して上行性に胎児に感染する経路があります。

妊娠初期の感染であれば死産や先天性異常の原因となりえます。また、早産の原因となる、あるいは胎児発育不全や胎児水腫を起こす場合もあります。つまり、NICUに入院する原因となります。たとえ、新生児期に無症候性であって入院することがなくても、神経学的あるいは視覚聴覚の長期的障害を残す場合もあります。

代表的な病原微生物として、トキソプラズマ、風疹ウイルス、サイトメガロウイルス（Cytomegalovirus：CMV）、単純ヘルペスウイルス（Herpes Simplex Virus：HSV）、エンテロウイルス、梅毒、ヒト免疫不全ウイルス（Human Immunodeficiency Virus：HIV）、水痘・帯状疱疹ウイルス、パルボウイルスB19があげられます。

妊娠前後におけるこれらの病原微生物への接触機会を減らすために、予防接種によって予防可能な感染症の流行を防止し、妊娠可能な女性に対する感染予防の啓発活動が必要となります。

産道感染

児が産道を通過することで直接的に病原微生物が感染することです。

生後早期に早発型敗血症や肺炎として発症する場合と、生後数ヵ月までに遅発型敗血症および髄膜炎として発症する場合があります。NICUに長期に入院している児における遅発型での発症は、発症時期が一致するため水平感染との区別が難しくなります。

代表的な起因菌は、B群溶連菌（Group B *Streptococcus*：GBS）、A群溶連菌、腸球菌、黄色ブドウ球菌、リステリア菌、大腸菌、インフルエンザ桿菌、エンテロバクター属、緑膿菌、カンジダ属です。GBSの早発型感染予防対策として、母親の腟周辺培養検査とGBS保菌者への分娩時予防的抗菌薬の投与が行われています。

NICUに入院することはなくても、新生児期に発症する感染症がほかにもあります。母親の性器クラミジア感染症の原因となるクラミジア・トラコマティス（*Chlamydia trachomatis*）は、生後しばらくして児が結膜炎や肺炎として発症することがあります。新生児期のHSV感染は、症状から全身型、中枢神経型、皮膚・眼・口腔型に大別されます。全身型は重篤な経過をたどり、中枢神経型は神経学的後遺症につながるため、早期診断および治療が必要です。母親の外性器にHSVの活動病変を認めていれば、母親への治療や帝王切開による児の娩出が行われます。

HIV、B型肝炎ウイルス（Hepatitis B Virus：HBV）、C型肝炎ウイルス（Hepatitis C Virus：HCV）は、子宮内感染も産道感染もあります。既診断例を除けば妊娠初期の抗原抗体スクリーニング検査にて母親の感染が診断されます。HIVの新生児への感染防止のため

厚生労働省エイズ治療薬研究班のプロトコールに従って、母児に対する抗ウイルス療法、帝王切開による分娩、人工栄養が行われます。HBVとHCVの感染防止目的に帝王切開は適応になりませんが、ウイルス量が多い場合には考慮されます。高HBV-DNA量の母親に抗ウイルス薬を投与して母子感染の危険性を減らす試みが始まっています。HBVの母親から出生した児に対しては、出生12時間以内に高力価抗HBsヒト免疫グロブリン（HBIG）とHBワクチンが投与されます。その後、生後1ヵ月と6ヵ月時にHBワクチンが追加されます。

これらの病原微生物が医療従事者や他児へ二次的に感染しないように、新生児の垂直感染の可能性について母親や出生前情報から診断または疑うことが必要です。

母乳感染

NICUで問題となる母乳を介した感染は、CMVです。移行抗体量の少ない早産児や低出生体重児が、敗血症様症状や肺炎で発症することがあります。現時点での確実な予防策はありません。

HIVは、その疾患の重要性から授乳は中止されます。ヒトT細胞白血病ウイルス-1型（Human T-cell Leukemia Virus Type 1：HTLV-1）は、母乳から感染して将来的に成人T細胞性白血病やHTLV-1関連脊髄症の原因となる可能性があります。現在、原則として完全人工栄養が推奨されていますが、母乳哺育の利点を考慮して、母乳哺育期間の短縮や凍結溶解母乳の使用も選択の余地としてあげられています。

母親が乳腺炎を合併している場合や母乳の保存や扱いが適切でない場合には、母乳を介した細菌による感染もあります。

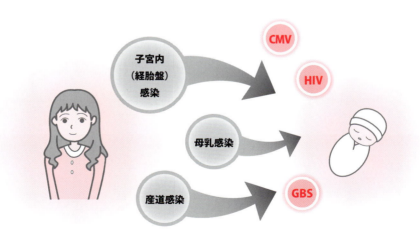

2 医療従事者と環境・器具を介した新生児への水平感染

　新生児は、すべてのケアを医療従事者に依存しています。必然的に医療従事者の手指を介して新生児に病原微生物が伝播する機会は、頻繁となります。逆に感染または保菌状態である新生児から病原微生物が、一時的でも医療従事者へ伝播する状況もあります（図11）。新生児と医療従事者間の直接伝播以外にも、汚染された環境や器具を介在した間接的な伝播もあります（図12）。易感染性である新生児は、このように伝播した病原性の強い菌と接触することにより容易に感染症に進展します。特に、メチシリン耐性黄色ブドウ球菌（Methicillin-Resistant *Staphylococcus aureus*：MRSA）[5]、セラチア属や緑膿菌などのグラム陰性菌[6]が、高率に発症することが知られています。

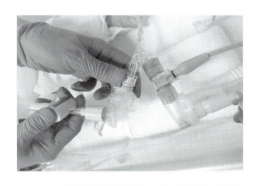

図11 水平感染する可能性のあるケア
例：気管吸引

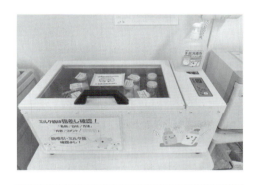

図12 汚染されやすい器具
例：ミルクウォーマー

3 血管内留置カテーテル・人工呼吸器などの医療器具や手術に関連した感染

　壊死性腸炎などの消化管病変を合併しやすい早産児や先天性の消化管病変を有する児は、経腸栄養が遅れるため高カロリー輸液を行うべく、血管内留置カテーテルが長期間使用されます（図13）。長期間の酸素依存性を呈する新生児慢性肺疾患児や無呼吸発作が重度な早産児は、長期にわたり人工呼吸器が使用されます（図14）。また、上気道病変を有する先天性異常児も気道確保のため気管チューブが挿入されることがあります。壊死性腸炎、未熟児動脈管開存症、出血後水頭症などを合併した早産児や先天性の心臓・消化器・呼吸器・脳脊髄神経・腎泌尿器病変を有する児では、手術やドレナージを必要とする場合があります（図15）。成人と同様にこれらの医療器具や手術・処置に関連した感染も NICU で起こることがあります。

　末梢穿刺中心静脈カテーテル（Peripherally Inserted Central Catheter：PICC）や臍動脈・静脈カテーテルなどの血管内留置カテーテルに関連した感染は、容易に菌血症となり

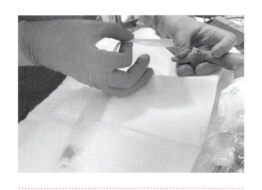

図13　血管内留置カテーテル
　　　例：末梢穿刺中心静脈カテーテル

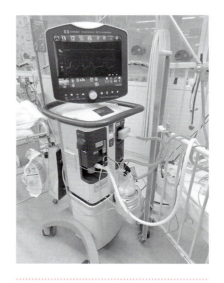

図14　人工呼吸器

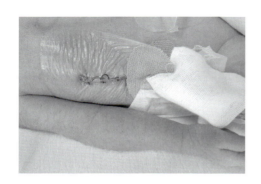

図15　ドレナージ　例：胸腔ドレーン

ます。一般的にカテーテル関連血流感染は、カテーテル挿入時の不潔操作、挿入部位・輸液ライン・アクセスポート・薬液の汚染などが原因とされています。加えて新生児の場合、出生体重が小さいほど、在胎週数が短いほど血流感染発生率は高くなります。カテーテル留置期間と血流感染発生率との関連がなかったとする報告[7]がある一方、感染症以外のPICCによる合併症も含めると関連性を認めたわが国の報告[8]もあります。

　長期に人工呼吸器が使用される新生児は、人工呼吸器関連肺炎（Ventilator Associated Pneumonia：VAP）を合併する危険性が高くなります。人工呼吸器に依存している児は、気道分泌物が多いため吸引操作を受ける機会が頻繁となります。病原微生物が気道内に侵入する危険性は高く、健常児に比べても免疫能で劣るため感染に発展しやすいです。しかも、胃食道逆流や潜在的な誤嚥が生ずる状況に加え、新生児ではカフなし気管チューブを使用することから、咽喉頭や消化管の病原微生物が容易に肺に侵入しやすくなります。

　手術を受けた児は、手術部位感染に留意します。MRSA保菌児や栄養状態の不良な児は、とくに注意を要します。ほかに脳室・腹腔シャント、脳室ドレナージ、胸腔・腹腔ドレーン、尿道カテーテルを介しての感染もあります。

4 輸血を介した感染

輸血後感染症に対する安全対策の向上により、HBV・HCV・HIV のウイルス感染は極めて稀になっています。以前は、免疫不全患者と同様に新生児においても輸血製剤を介した CMV 感染が問題となっていました。現在では輸血製剤の保存前白血球除去が行われており、あるいは CMV 抗体陰性血を使用することで、血液製剤を介した CMV 感染はほとんどなくなりました[9]。

5 市中感染症の新生児への伝播

市中感染症に罹患した面会者や医療従事者から、病原微生物が新生児に感染することがあります。医療施設内で飛沫や接触により感染する市中感染症が発症すると、二次・三次感染の危険性が高くなります。

伝染力が強いインフルエンザウイルス、RS ウイルス（Respiratory Syncytial Virus）、エンテロウイルスは、流行期にはとくに注意を要します。ノロウイルス、ロタウイルスなどの胃腸炎に罹患した医療従事者や面会者は、症状が軽微な場合や感染初期に新生児やほかの医療従事者と接触すると感染させる恐れがあります。百日咳や結核に罹患した医療従事者から新生児への感染は、稀ではありますが重大な問題となります。

面会者の感染状況をチェックして、感染の疑いがある際には面会を控えるような体制を整えます。医療従事者に発熱や咳などの感染症状がある場合、可能なかぎり勤務しない体制を整備します。サージカルマスクの着用は、咳エチケットの観点から日常的な感染対策として有効です。しかし、常時に着用するか、有症状の際あるいは冬季などに限定するかは、施設の方針に従います。白衣は汚染されている可能性が高いために専用のウェアを用意します。いずれにしろ、サージカルマスクとウェアは汚染されたら交換することが必要です。

医療従事者や面会者のワクチンで予防可能な疾患に関する罹患歴や予防接種の実施状況を把握し、未罹患者や未接種者への予防接種を推奨します。

4 新生児の感染症

新生児において感染症の診断そのものが、容易でないことも理解しておく必要があります。なぜならば、新生児は症状を訴えることができないため、感染の発症時期や部位を把握することが難しいからです。また、十分な検査や検体量を得ることができないため、確定診断に至らないこともよく経験します。したがって、以下に述べるような新生児期感染症の特徴を理解して、発症時期や症状に応じて必要最低限の検査で診断を行えるように日ごろから準備しておきます。

1 敗血症

最近では発症時期と発症機序の相違から、生後72時間以内に発症する"早発型"とそれ以降で生後3ヵ月くらいまでに発症する"遅発型"に分類されています。

早発型敗血症

母親からの垂直感染によるため、前期破水や切迫早産・母親の発熱・新生児仮死・羊水混濁や悪臭羊水などの周産期情報から早期に疑うことが大切です。呼吸不全や循環不全症状を呈する重症例もあれば、無呼吸や低体温などの軽微な症状で始まる例もあります。肺炎や髄膜炎を合併している場合もあります。血液検査による感染徴候と血液・各種部位の培養検査で診断します。血中のエンドトキシンやサイトカイン濃度も補助診断に有用です。

最近行われた欧米でのサーベイランス[10,11]によると、早発型敗血症の発生率は0.9/1,000出生児であったと報告されています。早発型敗血症の起因菌のほとんどが、GBS、大腸菌、リステリア菌で占められています。ガイドラインに基づく分娩時の母親への予防的抗菌薬投与によると考えられるGBS早発型敗血症の減少が、確認されています[11]。出生体重が小さい児ほど発症率は高く、極低出生体重児における発症率（17.2/1,000出生児）と敗血症による死亡率（30％）は、依然として高いままです[11]。わが国では、早発型敗血症に関するサーベイランスデータはないのが現状です。

遅発型敗血症

NICUに入院中に発症する敗血症は、母親からの垂直感染、出生後の水平感染、医療器具や手術に関連する感染など、感染経路や病因は単一ではありません。そのため入院中に生じる血流感染率と中心静脈カテーテル関連血流感染率は必ずしも一致しません[12]。たとえ、GBSが敗血症の起因菌であっても垂直感染とは断定できません[13]。したがって、遅発型敗血症の際には、どの経路に起因するのか、検索する必要があります。

症状は、呼吸障害や呼吸症状の悪化、無呼吸、活気不良や哺乳力低下、不安定な体温、腹部膨満や嘔吐など非特異的です。髄膜炎を合併していることも多く、肺炎、尿路感染症、皮膚感染症、壊死性腸炎で発症して敗血症を伴うこともあります。血液検査による感染徴候と血液・各種部位の培養検査で診断を行いますが、敗血症に付随する病変の検索にX線や超音波検査が役立つ場合もあります。

欧米における遅発型敗血症の発症率は、29〜33.3/1,000入院児であったと報告されています[10,11]。代表的な起因菌は、コアグラーゼ陰性ブドウ球菌（Coagulase-Negative Staphylococci：CNS）、MRSA、メチシリン感受性黄色ブドウ球菌（Methicillin-Sensitive *Staphylococcus aureus*：MSSA）、腸球菌、GBSなどのグラム陽性球菌、大腸菌、エンテロバクター

属、クレブシエラ属、緑膿菌、セラチア属などのグラム陰性菌、カンジダ属を主とした真菌です。菌種別の発生率は各サーベイランスによって異なり[10,11]、検討期間やNICUの環境細菌叢（環境フローラ）に左右されると考えられます。また、極低出生体重児における発症率（136.1/1,000入院児）と敗血症による死亡率（10％）は高いようです[11]。菌種別死亡率は、CNSの0.9％に比べて緑膿菌が56％、大腸菌が20％、肺炎桿菌が13％、黄色ブドウ球菌が12％と高率となっています[11]。より在胎週数が短く出生体重が小さい児が多く入院するようになったため、遅発型敗血症の発生率は2005年まで上昇していました。しかし、その後は2013年まで減少の一途をたどっているようです[11]。この発生率の減少は、最近の中心静脈カテーテル関連血流感染対策の効果[14]を反映しているものと考えられています。

　遅発型敗血症に含まれる中心静脈カテーテル関連血流感染は、医療器具使用日数あたりで発生率を求めると、諸外国のデータと比較することができます。2010年から2011年までのわが国の9施設における中心静脈カテーテル関連血流感染率は、1,000中心静脈カテーテル使用日数あたり出生体重750g以下群0.7件、751〜1,000g群0.7件、1,001〜1,500g群0.5件でした[15]。これは、全米医療安全ネットワーク（National Healthcare Safety Network：NHSN）のサーベイランスデータよりも低い結果でした。

　細菌や真菌でないため敗血症に分類されませんが、母乳を介した後天的なCMV感染も敗血症様症状を呈することがあります。積極的にCMVを検索した研究のメタ分析によると、極低出生体重児または早産児における敗血症様症状を呈するCMV感染率は、1.4％と推定されています[16]。診断にウイルス学的検索を必要とすることから、臨床現場では過小評価されている可能性があります。

2 肺炎

　NICUにおいて長期に入院する極低出生体重児や先天性異常を有する児は、肺炎に罹患する危険性が高いです。理由として、無呼吸発作、慢性肺疾患、上気道形態の問題などから気管チューブが挿入される場合が多く、咽喉頭や消化管の病原微生物が下気道に侵入する危険性が高くなるからです。気管チューブの存在自体も、気道分泌物のクリアランスを妨げます。加えて人工呼吸器が長期に使用される慢性肺疾患児は、気道分泌物が多く、頻回な吸引操作が必要となります。結果、人工呼吸器使用の有無にかかわらず、免疫能が未熟であるため気道内に侵入した病原微生物は、容易に肺炎を惹起することになります。

　成人や小児で見られる咳や痰あるいは発熱などの肺炎症状は、新生児では把握が難しいです。呻吟・多呼吸・陥没呼吸などの呼吸不全徴候、人工呼吸器条件や酸素需要の悪化、無呼吸発作の増悪、頻脈や徐脈、体温の不安定、気道分泌物の増加や膿性痰の出現が、肺炎を疑う所見です。血液検査による感染徴候に加えて、X線による浸潤影などの肺炎所見により確定します。しかし、慢性肺疾患自体も前述した症状やX線変化を伴うため、肺炎の初期ならば鑑別は容易ではありません。

VAPの代表的な起因菌として、緑膿菌、エンテロバクター属、クレブシエラ属、黄色ブドウ球菌、大腸菌、腸球菌、アシネトバクター属があげられています[17]。2010年から2011年までのわが国の9施設におけるVAP発生率は、1,000人工呼吸器使用日数あたり出生体重750g以下群3.3件、751～1,000g群5.0件、1,001～1,500g群3.6件であり、NHSNのサーベイランスデータよりも高い結果でした[15]。極低出生体重児における肺炎発生率は、1,000デバイス使用日数あたり挿管チューブ下で2.7件に対して経鼻的持続陽圧呼吸法（Nasal Continous Positive Airway Pressure：Nasal-CPAP）下で1.0件との報告[18]があるように、VAPよりは少ないですが非挿管下でも肺炎を合併することはあります。

3 髄膜炎

　小児や成人では感染徴候に加えて髄膜刺激症状の存在が診断の契機となりますが、新生児においてその所見自体を見つけることが難しいです。早発型敗血症においてはその一部に、垂直感染による遅発型敗血症においては高率に髄膜炎を合併するため、敗血症を疑う際には同時に髄液検査を行う必要があります。しかし、確定診断に不可欠な腰椎穿刺は、状態の不良な新生児（とくに低出生体重児）おいて回避される傾向にあります。また、NICUに入院となる新生児において血液培養が陰性であっても髄膜炎が証明される場合があります[19]。これらの理由により、NICUにおいて髄膜炎は、過小評価されている可能性があります。

　英国のサーベイランス[20]によると新生児期における細菌性髄膜炎の発生率は、1,000出生児あたり0.38件でした。起因菌としてGBSが50％、大腸菌が14％と多く、ついで肺炎球菌、髄膜炎菌、リステリア菌となっています。中でも極低出生体重児における髄膜炎の発生率は、1,000出生児あたり4.99件とより高率であり、死亡率も23.3％と高くなっています。一方、わが国のアンケートによる全国調査によると、極低出生体重児4,404人中の感染症発症数684件において髄膜炎は1.9％（13件）を占めていました[21]。

4 尿路感染症

　新生児・乳児は、発熱以外の尿路感染症を疑わせる症状を訴えることができません。また、新生児、とくに低出生体重児において無菌的操作による尿検体の採取が困難であり、尿路感染症を検索する機会も必然的に減ってしまいがちです。したがって、NICUにおいて尿路感染症は、過小評価されている可能性があります。

　外科的疾患や腎尿路系疾患に対して尿道カテーテルを留置する機会が多いNICUでは、成人領域と同様にカテーテル関連尿路感染症の危険性が増加します。興味深いことに、イタリアのNICUにおける医療関連感染の中で尿路感染症（28.8％）は、敗血症（44.4％）に次いで多く、肺炎（25.5％）よりも多かったと報告されています[22]。しかも、尿路感染

症の77.2％が、カテーテル留置と関連していなかったとされています。一方、わが国のアンケートによる全国調査[21]によると極低出生体重児の感染症の中で尿路感染症は1.8％であり、その割合は敗血症や肺炎に比べてもかなり少ない結果でした。この相違は、前述したような尿路感染症の検索機会に左右されていることに起因する可能性があります。

　起因菌は、大腸菌、肺炎桿菌、カンジダ属、緑膿菌、エンテロバクター属、腸球菌の順に多いとされ、グラム陰性菌の中には基質特異性拡張型 β ラクタマーゼ（Extended Spectrum β Lactamase：ESBL）産生菌も含まれています[22]。この起因菌の種類は、乳幼児とは異なってNICUの環境細菌叢（環境フローラ）に影響すると考えられます。

5 壊死性腸炎

　壊死性腸炎は主に低出生体重児に認められる新生児特有な疾患で、腸管壊死による腸閉塞や腸穿孔の症状で発症します。未熟性、栄養法、腸管虚血や虚血再灌流などの多因子が関与していると考えられています。一方では、敗血症に進展する、あるいは腸管カンジダ症や腸内細菌叢の種類との関連[23]も指摘されており、感染症としての側面も持ち合わせます。

　極低出生体重児の感染症の中で敗血症や肺炎の割合が減っていないのに反して、有効性が証明されているプロバイオティクスの使用が普及したわが国における壊死性腸炎の占める割合は、2000年の7.3％から2010年には4.8％に減っていました[21]。

6 そのほかの感染症

　黄色ブドウ球菌による新生児TSS様発疹症（Neonatal TSS-like Exanthematous Disease：NTED）やブドウ球菌性熱傷様皮膚症候群（Staphylococcal Scalded Skin Syndrome：SSSS）などの皮膚感染症、臍炎、関節炎、骨髄炎、心筋炎などがあります。

よくある 間違え

　母親のGBS保菌者などへの分娩時抗菌薬予防投与により、新生児の敗血症がすべて予防できると誤解されている方もいるかもしれません。実はGBSの早発型敗血症を減少させる効果は証明されていますが、GBSの遅発型敗血症や大腸菌などの敗血症を予防する効果は証明されていません。

■ **Reference**

1) Lee J, Kim HS, Jung YH et al：Oropharyngeal colostrum administration in extremely premature infants：an RCT. Pediatrics 135（2）：e357-e366, 2015
2) Penders J, Thijs C, Vink C et al：Factors influencing the composition of the intestinal microbiota in early infancy. Pediatrics 118（2）：511-521, 2006
3) AAP/ACOG：Guidelines for perinatal care. 7th ed. Illinois/Washington D. C., 2012, p45-51
4) 大城　誠："易感染性状態にあるハイリスク新生児が入院するNICUでは、どのような感染対策を講じるべきですか。新生児の感染防御機構も含めて教えてください". 新生児の診療・ケアQ&A：早産・ハイリスク編、メディカ出版、大阪、2014, p36
5) Zervou FN, Zacharioudakis IM, Ziakas PD et al：MRSA Colonization and Risk of Infection in the Neonatal and Pediatric ICU：A Meta-analysis. Pediatrics 133（4）：e1015-e1023, 2014
6) Reichert F, Piening B, Geffers C et al：Pathogen-Specific Clustering of Nosocomial Blood Stream Infections in Very Preterm Infants. Pediatrics 137（4）：pii：e20152860, 2016
7) Greenberg RG, Cochran KM, Smith PB et al：Effect of Catheter Dwell Time on Risk of Central Line-Associated Bloodstream Infection in Infants. Pediatrics 136（6）：1080-1086, 2015
8) Ohki Y, Maruyama K, Harigaya A et al：Complications of peripherally inserted central venous catheter in Japanese neonatal intensive care units. Pediatr Int 55（2）：185-189, 2013
9) Josephson CD, Caliendo AM, Easley KA et al：Blood transfusion and breast milk transmission of Cytomegalovirus in very low-birth-weight infants：A prospective cohort study. JAMA Pediatr 168（11）：1054-1062, 2014
10) Vergnano S, Menson E, Kennea N et al：Neonatal infections in England：the NeoIN surveillance network. Arch Dis Child Fetal Neonatal Ed 96（1）：F9-F14, 2011
11) Bizzarro MJ, Shabanova V, Baltimore RS et al：Neonatal Sepsis 2004-2013：The Rise and Fall of Coagulase-Negative Staphylococci. J Pediatr 166（5）：1193-1199, 2015
12) Folgori L, Bielicki J, Sharland M：A systematic review of strategies for reporting of neonatal hospital-acquired bloodstream infections. Arch Dis Child Fetal Neonatal Ed 98（6）：F518-F523, 2013
13) 雪竹義也、新井順一、日高大介ほか：当院NICUで経験した遅発型B群連鎖球菌（GBS）敗血症のアウトブレイク. 日未熟児新生児会誌 26（1）：71-75、2014
14) Bizzarro MJ, Sabo B, Noonan M et al：A quality improvement initiative to reduce central line-associated bloodstream infections in a neonatal intensive care unit. Infect Control Hosp Epidemiol 31（3）：241-248, 2010
15) 木下大介、大木康史、坂木晴世ほか：本邦の新生児集中治療室における医療器具関連感染の多施設サーベイランス. 日環境感染会誌 29（4）：256-264、2014
16) Lanzieri TM, Dollard SC, Josephson CD et al：Breast milk-acquired cytomegalovirus infection and disease in VLBW and premature infants. Pediatrics 131（6）：e1937-e1945, 2013
17) Apisarnthanarak A, Holzmann-Pazgal G, Hamvas A et al：Ventilator-Associated Pneumonia in Extremely Preterm Neonates in a Neonatal Intensive Care Unit：Characteristics, Risk Factors, and Outcomes. Pediatrics 112（6 Pt 1）：1283-1289, 2003
18) Geffers C, Baerwolff S, Schwab F et al：Incidence of healthcare-associated infections in high-risk neonates：results from the German surveillance system for very-low-birthweight infants. J Hosp Infect 68（3）：214-221, 2008
19) Garges HP, Moody MA, Cotten CM et al：Neonatal meningitis：what is the correlation among cerebrospinal fluid cultures, blood cultures, and cerebrospinal fluid parameters? Pediatrics 117（4）：1094-1100, 2006
20) Okike IO, Johnson AP, Henderson KL et al：Incidence, Etiology, and Outcome of Bacterial Meningitis in Infants Aged ＜90 Days in the United Kingdom and Republic of Ireland：Prospective, Enhanced, National Population-Based Surveillance. Clin Infect Dis 59（10）：e150-e157, 2014
21) 大城　誠、北島博之：極低出生体重児における感染症に関する全国調査：2000年と2010年出生児の比較. 日未熟児新生児会誌 26（1）：99-104、2014
22) Crivaro V, Bogdanović L, Bagattini M et al：Surveillance of healthcare-associated infections in a neonatal intensive care unit in Italy during 2006-2010. BMC Infect Dis 15：152, 2015
23) Patel RM, Denning PW：Intestinal microbiota and its relationship with necrotizing enterocolitis. Pediatr Res 78（3）：232-238, 2015

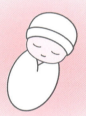

2 NICUの常識

3 感染対策の常識

大城　誠

1　手指衛生

　NICUにおける主たる感染経路は、医療従事者から手指を介した直接的な、あるいは器具・器材を介した間接的な新生児への病原微生物の伝播によります。逆に病原微生物が、感染または保菌状態である新生児から医療従事者へ、手指や着衣に付着して伝播することがあります。これらの伝播を遮断する最善策は、標準予防策に基づく手指衛生の遵守にあります[1]。

　擦式アルコール製剤による手指消毒が、手指衛生の方法として推奨されます。一方、手に目に見える汚染がある場合には、アルコールが不活化されて消毒の効果を減弱させますので、石けんと流水による手洗いを行います。アルコールに抵抗性のある芽胞形成菌やロタウイルス・ノロウイルスを有する児を扱う場合も、同様に石けんと流水による手洗いを行います[2]。どちらの方法も十分な時間をかけて実施することが大切です。頻回な手指衛生による医療従事者の手荒れ（皮膚炎）は、逆に細菌が定着しやすくなります。対策としてハンドローションやクリームを使用するなど、手荒れのケアを行いましょう。

　無菌状態で出生することが多い新生児を扱うため、NICUでは古くから処置・ケア前の手指衛生が提唱されてきました。一方、成人や小児を含めた普遍的な感染対策として構築された標準予防策においては、患者から医療従事者への病原微生物の伝播を遮断するために、患者の処置・ケア後の手指衛生が重視されています。現実を考えると、無菌状態で出生してもNICUへ長期に入院する新生児では、何らかの病原微生物を保有している可能性が高くなります。このような見解が融合して、現在のNICUにおける手指衛生は、新生児に対する処置・ケアの前も後も行うことが求められるようになりました（一処置二手指衛生）。さらに、世界保健機構（World Health Organization：WHO）から提唱されている5つのタイミング[3]を基本として、新生児だけでなく周囲の物品（保育器・人工呼吸器・ポンプ・モニター類）などの高頻度接触表面に触れた後も手指衛生を実施することが推奨されています（図1）[3]。このように要求される手指衛生の機会増加は、業務量に対する負担から遵守率の低下が危惧されます。そのようなことがないように、患者の重症度や状態も考慮して、手指衛生のタイミングや回数についての取り決めをしておくとよいでしょう。

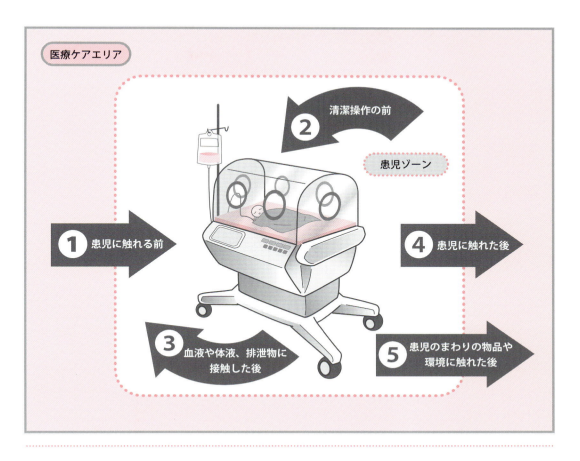

図1　医療従事者が手指衛生を行うべき5つのタイミング

(文献3より翻訳・改変)

　血液、体液や排泄物に触れるとき、傷のある皮膚や粘膜に触れる可能性があるとき、あるいは血液や体液で汚染された物品に触れるときの手袋着用（非滅菌で可）が、標準予防策で推奨されています。手袋を外す過程で手指が汚染される可能性もありますので、手袋を外したときにも必ず手指衛生を行います。

　外から病原微生物を持ち込まないために医療従事者や面会者が入室時に手指衛生を行う体制は、多くのNICUで採用されています。顔や頭髪を触る、床に落ちていたものを拾うなどの行為は、一時的でも病原微生物を保有する可能性があります。したがって、これらの行為の後には必ず手指衛生を行います。

　最も大切なことは、手指衛生に関する知識や行動をすべての医療従事者に教育・啓発することです。また、手指衛生の遵守状況を常に監視する体制も必要です。これらの役割は、感染制御チーム（Infection Control Team：ICT）と共同して感染対策リンクナースが担当するとよいでしょう。

> **よくある間違え**
>
> 体が小さい新生児においては忘れがちになりますが、異なる処置の合間にも手指衛生が必要です。とくに、体液曝露の危険性が高い処置・ケアからほかの場所や周囲の物品を触れる際には、手指衛生を行うように心がけます。

2 標準予防策

　患者からの湿性生体物質、つまり血液、体液、分泌物、排泄物、傷のある皮膚や粘膜からの滲出物は、感染性病原微生物が含まれる可能性があります。この原則に基づく標準予防策[4]は、手指衛生の遵守と個人防護具の使用が根幹となっています。

　NICUにおいては、採血や血管留置カテーテル確保、口腔・鼻腔・気管吸引、おむつ交換、嘔吐物処理、胃ろう・腸ろう・創部管理などの処置・ケアが、感染伝播の可能性が高い場面と判断されます。また、血液などに汚染された物品も同様の扱いとなります。これらの感染伝播の可能性が高い処置の際には、個人防護具である非滅菌手袋を着用します。その手袋を外した後は、手指衛生を徹底します。さらに、血液、体液、分泌物、排泄物が衣服や腕や体に接触する場合には、ガウンを着用します。外科的処置や開放式気管内吸引操作を除けばNICUにおいて体液が飛散する状況は少ないですが、顔面に飛散する可能性がある処置時にサージカルマスク、ゴーグル（フェイスシールド）などの個人防護具を使用します。

　一方、傷のない皮膚に触れる際には手指衛生のみでよいとされています。成人において体の不潔な部位と清潔な部位の区別は簡単です。しかし、新生児の体は小さくて不潔な部位と清潔な部位が近いため、処置・ケアの過程で手袋を着用すべきかどうか、とても迷います。また、保育器内で気管チューブや中心静脈カテーテルが挿入されている児と着衣にてコットにいる軽症児では、血液や体液に接触するために手袋着用が求められる頻度は異なります。NICUに入院している新生児に対して、どのような場面で手袋を着用するかについての明確な基準はありませんので、施設ごとに規則を定めておく必要があります。少なくとも、体の不潔な部位から清潔な部位へ処置・ケアが移動するときには手指衛生をやり直し、手袋を着用したまま周辺機器に触れる行為は慎むべきです。

　新生児に使用する器具・器材の消毒、環境整備、リネン類の扱い、安全な注射処置などの標準予防策における勧告については、別章に譲ります。

3 接触予防策

　メチシリン耐性黄色ブドウ球菌（Methicillin-Resistant *Staphylococcus aureus*：MRSA）などの多剤耐性菌の感染または保菌が判明している新生児には、接触予防策[4]を適応します。接触予防策では、物理的な患者隔離と積極的な個人防護具の使用が要求されます。

　個室のない多くのNICUにおいて接触予防策を適応することは難しく、保菌患児の空間的な区別や医療従事者の専任化を行い、可能な限りコホート隔離（コホーティング）をする工夫が必要となります。隔離する児の保育器やコットを約1m（3フィート）以上離して、間にカーテンなどの仕切りを設けておき（図2）、意識的に医療従事者の接触機会を減らします。また、その隔離エリアに入る際には、児の処置・ケアの種類にかかわらず、周辺機器に接触する際も含めて手袋とガウンを着用します。隔離エリアから退出する際にこれらの個人防護具を外して手指衛生を遵守します。また、隔離した児に使用する物品は、可能な限り他児用と区別します。使用後の物品は、他児とは別に収集して廃棄します。

　院外出生児からのMRSAなどの持ち込みが問題となる施設では、保菌状態が判明するまで接触予防策を適応する有効性も報告されています[5]。また、接触予防策の対象となる多剤耐性菌などの感染やアウトブレイクは、保健所への届出や病院内で制御する義務があるため、必ずICTと連携して対応する必要があります。

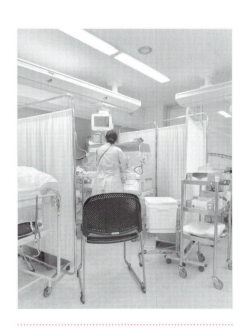

図2　コホート隔離（コホーティング）

4 空気感染対策

　空気感染対策[4]は、空気中に浮遊しているときに長距離を隔てても感染性を維持する病原微生物が対象となります。NICUにおいては極めて稀ですが、麻疹・水痘ウイルスと結核菌による母子感染例に空気感染対策が適応されます。

　空気感染対策が必要な新生児は、特別な空調と換気の機能を備えた個室で管理されます。この空気感染隔離室は、1時間ごとに少なくとも6回（既存の施設）または12回（新築または改装）の換気、屋外への直接排気またはHEPA（High Efficiency Particulate Air）フィルターを介した再循環、陰圧空調などの機能が必要です。NICU内にこのような空気感染隔離室を利用できない場合は、対応が可能な施設へ搬送します。

　免疫のある医療従事者が、診療や看護を担当します。空気感染隔離室に入室する際には、N95マスクを適切に着用します。病原微生物によってはゴーグル（フェイスシールド）、ガウンも着用することが義務付けられています。NICUでは空気感染対策が必要な患児や疾患への対応は不慣れであることが多いため、必ずICTと連携して対応します。

> **よくある間違え**
> 　保育器には流入する空気の清浄度を保つ機能はありますが、流出する空気を清浄化する機能はありません。つまり、保育器には空気感染対策を行える隔離機能はありません。

5 飛沫感染対策

　飛沫感染対策[4]の対象は、呼吸器や呼吸器の分泌物から拡散する飛沫を介して感染する病原微生物です。長い距離を経て感染することはないため、特別な空調や換気は不要です。

　NICUにおいては、新生児期発症の百日咳・インフルエンザウイルス・RSウイルス（Respiratory Syncytial Virus）などの呼吸症状を呈する感染症に飛沫感染対策が適応されます。接触予防策が適応されるMRSAなども気道から飛沫が拡散する状況下であれば、飛沫感染対策も同時に行う方が安全と考えられます。医療従事者や面会者からNICUに入院中の新生児への感染事例を防ぐため、感染症状を有する医療従事者や面会者との接触を可能な限り回避する体制や、咳エチケットを遵守する姿勢が不可欠です。

飛沫感染対策の対象患児にはNICU内での個室管理が望ましいです。個室がなければ、保育器に収容するか、1m以上のベッド間隔を空けて間にカーテンなどの仕切りを設けます（図2）。担当する医療従事者はサージカルマスクを着用します。気管切開患児などで気道からの飛沫が拡散しやすい状況では、ガウンも着用します。

　飛沫感染対策が必要な感染症は、NICUでは一般的とは言えません。感染経路の同定やさらなる拡散を防止するため、ICTと連携して対応する必要があります。

■ Reference

1) Boyce JM, Pittet D：Guideline for Hand Hygiene in Health-Care Settings. Recommendations of the Healthcare Infection Control Practices Advisory Committee and the HIPAC/SHEA/APIC/IDSA Hand Hygiene Task Force. Am J Infect Control 30（8）：S1-S46, 2002
2) Division of Viral Diseases, National Center for Immunization and Respiratory Diseases, Centers for Disease Control and Prevention：Updated norovirus outbreak management and disease prevention guidelines. MMWR Recomm Rep 60（RR-3）：1-18, 2011
3) WHO：WHO Guidelines on Hand Hygiene in Health Care, 2009 http：//whqlibdoc.who.int/iris/bitstream/10665/44102/1/9789241597906_eng.pdf
4) Siegel JD, Rhinehart E, Jackson M et al：2007 Guideline for Isolation Precautions：Preventing Transmission of Infectious Agents in Health Care Settings. Am J Infect Control 35（10 Suppl 2）：S65-S164, 2007
5) Morioka I, Yahata M, Shibata A et al：Impact of pre-emptive contact precautions for outborn neonates on the incidence of healthcare-associated meticillin-resistant *Staphylococcus aureus* transmission in a Japanese neonatal intensive care unit. J Hosp Infect 84（1）：66-70, 2013

4 NICUの器具・器材と感染対策

大城　誠

1 末梢留置針（静脈、動脈カテーテル）

　末梢留置針を用いて末梢静脈カテーテルを挿入して輸液ラインを維持する行為は、NICUにおいて頻繁に行われます。成人や小児領域と同様にNICUにおいても稀ですが、末梢静脈カテーテルに起因する菌血症や皮膚・皮下組織の感染を防ぐ必要があります。その対策として、現在では米国疾病管理予防センター（Centers for Disease Control and Prevention：CDC）の『血管内カテーテル関連感染防止ガイドライン2011』[1]に基づいた末梢静脈カテーテル留置方法や管理が推奨されています。

　挿入手技の前に手指衛生を行い、未滅菌手袋を着用します。挿入時およびドレッシング材交換時の皮膚消毒は、70％アルコールあるいはグルコン酸クロルヘキシジン含有アルコール溶液を用います。この基準に準拠した市販の消毒薬含浸綿も使用できます。しかし、これらの消毒薬はすべて、新生児、とくに在胎週数の短い早産児において皮膚障害を生じる恐れがあることを忘れてはなりません。したがって、消毒後の局所反応に常に留意します。未滅菌手袋の状態では、消毒後の皮膚に触れてはいけません。挿入部位の被覆は、滅菌ガーゼもしくは滅菌された透明の半透過性ドレッシング材を用います。被覆の際に抗菌薬の軟膏やクリームの使用は推奨されていません。ドレッシング材は、湿った場合、緩んだ場合、汚染された場合に交換します。新生児では成人のように定期的なカテーテル留置場所の交換は推奨されていませんが、留置期間が長くなれば静脈炎の危険性が増加することは理解しておきます。

　静脈輸液セットは、血流感染対策の観点から閉鎖型のニードルレス血管内留置カテーテルシステムの使用が推奨されています。クロルヘキシジン、ポビドンヨード、70％アルコールなどの適切な消毒薬でアクセスポートを十分に擦式消毒した後に、薬剤を注入することが大切です。血液製剤または脂肪乳剤を使用した場合は、輸液セットを注入開始から24時間以内に交換します。通常の輸液であれば、96時間以上の間隔で7日以内ごとに輸液セットを交換します。

　末梢動脈カテーテルの挿入部位は、橈骨・足背・後脛骨動脈を選択して上腕動脈や大腿動脈は回避します。挿入手技の前に手指衛生を行い、キャップ・サージカルマスク・滅菌

手袋を着用して小型の滅菌ドレープを用います。皮膚消毒薬として0.5％を超える濃度のクロルヘキシジンが成人では推奨されていますが、生後2ヵ月未満の乳児に対するクロルヘキシジンの安全性や有効性は勧告されていません。ポビドンヨード、70％アルコールを皮膚消毒薬として代用できますが、どの消毒薬でも局所反応には留意する必要があります。被覆の際に抗菌薬の軟膏やクリームは使用しません。ドレッシング材は、湿った場合、緩んだ場合、汚染された場合に交換します。血圧モニタリングシステムの部品も無菌状態を維持し、圧トランスデューサーも含めて96時間間隔で交換します。ライン回路はブドウ糖含有溶液を用いないようにします。

2 カテーテル（末梢穿刺中心静脈カテーテル、臍動脈・静脈カテーテル）

NICUで行われる中心血管内留置カテーテルは、末梢穿刺中心静脈カテーテル（Peripherally Inserted Central Catheter：PICC）と臍動脈・静脈カテーテルです。カテーテル関連血流感染対策として、現在ではCDCの『血管内カテーテル関連感染防止ガイドライン2011』[1]に基づいた中心血管内カテーテル留置方法や管理が推奨されています。

高度無菌バリアプレコーション（Maximal Sterile Barrier Precautions：MSBP）は、キャップ・サージカルマスク・滅菌ガウン・滅菌手袋・患者の全身を覆うことができるサイズの滅菌ドレープを用いる中心血管内留置カテーテル挿入時の手技です（図1）。ガイドラインによると、PICCの挿入時にもMSBPを実施することが推奨されています。しかし、わが国のNICUでの普及状況は異なり[2]、その有効性に懐疑的な見解もあります[3]。「ガイドラインはPICCではない成人領域のエビデンスに基づいている」「出生時はほぼ無菌状態なためPICC挿入時の清潔操作の程度によらず汚染されにくい」「PICC挿入手技の困難さ」「体温や湿度管理への危惧」「全身が覆われて児の観察が制限される」などが、NICUでMSBPを実施されにくい要因と考えられます。最近の調査[4]によると、極低出生体重児における施設別のPICC挿入時の清潔操作の程度と血流感染の発生率には関連性が示されています。児のケアに留意しながら安全にMSBPもしくはそれに近い清潔レベルの挿入手技を実践できるように、施設ごとに取り決めをしておく必要があります。

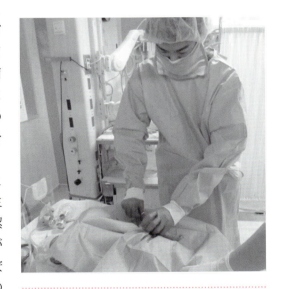

図1 末梢穿刺中心静脈カテーテル挿入時の高度無菌バリアプレコーション

皮膚消毒薬として0.5％を超える濃度のクロルヘキシジンが成人では推奨されている一方、生後2カ月未満の乳児に対するクロルヘキシジンの安全性や有効性は勧告されていません。ポビドンヨード、70％アルコールを皮膚消毒薬として代用できますが、どの消毒薬でも局所反応には留意します。挿入部位の被覆は、滅菌ガーゼもしくは滅菌された透明の半透過性ドレッシング材を用います。被覆の際に抗菌薬の軟膏やクリームを使用することは推奨されていません。ドレッシング材は、湿った場合、緩んだ場合、汚染された場合に交換します。カテーテル関連血流感染を予防するためのルーチンのカテーテル交換の必要はありません。

　静脈輸液セットは、血流感染対策の観点から閉鎖型のニードルレス血管内留置カテーテルシステムの使用が推奨されます。クロルヘキシジン、ポビドンヨード、70％アルコールなどの適切な消毒薬でアクセスポートを十分に擦式消毒して、薬剤を注入することが大切です。血液製剤または脂肪乳剤を使用した場合は、輸液セットを注入開始から24時間以内に交換します。通常の輸液であれば96時間以上の間隔で7日以内ごとに輸液セットを交換することが、推奨されています。

　ガイドラインによるとPICCと同様に臍動脈・静脈カテーテルの挿入時もMSBPが推奨されています。PICCとは異なってわが国のNICUでもMSBPまたはそれに準じた清潔操作で挿入する手技が浸透しています。消毒薬やライン維持の推奨はPICCと同様です。勧告のレベルは強くありませんが、臍動脈カテーテルは5日、臍静脈カテーテルは14日を超えて使用しないとされています。

3　尿道カテーテル

　成人領域に比べてNICUでは、尿道カテーテルを留置する機会が少ないです。急性期の尿閉や尿路閉塞状態、体外式膜型人工肺（Extracorporeal Membrane Oxygenation：ECMO）や血液浄化療法などで鎮静剤や筋弛緩剤を使用中、周術期、脊髄・腎尿路疾患などにその適応が限定されています。したがって、このような対象児を扱うかどうかによって尿道カテーテルの利用率は異なります。不慣れな状況下での使用は、カテーテル関連尿路感染症の危険性を増やします。新生児特有の尿道カテーテル管理法はないため病院内のマニュアルに準じて挿入および管理を行いますが、以下にガイドライン[5]に準拠した要点を記載しておきます（図2～4）[6]。

　手技の前に手指衛生を行います。尿道カテーテル挿入時は、ポビドンヨードまたはベンザルコニウム塩化物で皮膚粘膜を消毒します。単回使用の滅菌済み粘滑液を使用し、清潔器具を用いて無菌操作でカテーテルを留置します。尿道損傷を最小限にするため、なるべく細径のカテーテルを選択します。挿入後に男児は腹部、女児は大腿部または腹部にカテーテルの固定を行います。最後に、挿入されたカテーテルを閉鎖式採尿システムに接続します。

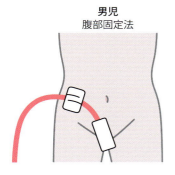 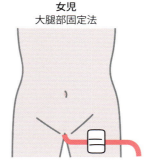 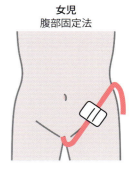

図2　尿道留置カテーテルの固定法

（文献6より）

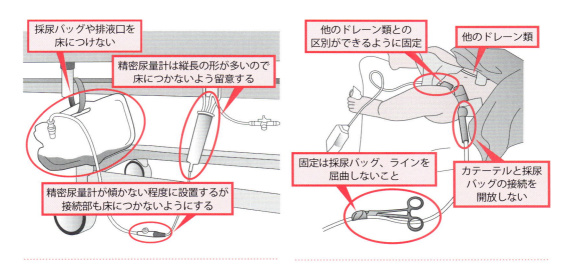

図3　採尿バッグの設置例

（文献6より）

図4　カテーテルおよび採尿バッグラインの固定例

（文献6より）

　清潔な閉鎖式採尿システムを維持することが、細菌尿や尿路感染症を予防するために最も大切です。採尿バッグは常に膀胱より下の高さに保ち、床には直接接触させないように置きます。カテーテル・採尿システムを定期的に観察して、閉塞や漏れに対応します。採尿や排液時は、手袋・ガウン（エプロン）・サージカルマスクを着用して、標準予防策を遵守します。サンプリングポートや排液口は、アルコール綿で消毒します。予防的抗菌薬の全身投与は行いません。また、定期的な細菌培養検査で無症候性細菌尿をスクリーニングする必要もありません。閉塞したカテーテルは交換しますが、定期的な交換は不要です。連日、カテーテルの必要性について評価して、不要になればすみやかに抜去します。

4　気管チューブ

　気管チューブを用いて気管挿管を行う手技は、NICUでよく行われます。新生児領域で立証されている挿入時や挿入中における感染対策の明確な指針はありませんが、成人領域で根拠のある対策に準じます。

　手技の前に手指衛生を行います。気管チューブの挿入時には、口腔や気道の分泌物や血液に触れるため手袋を着用して標準予防策を遵守します。気管チューブ先端の汚染に注意して、可能な限り口腔・咽喉頭に触れないように気管チューブを声門下に留置します。挿入中に気管チューブ先端が目に見えるほど汚染されたら、手技を中断して新しい気管チューブに交換します。気管チューブの固定方法は施設によって異なりますが、テープを使用する場合は皮膚に優しいものを使用して剥離時の皮膚損傷を回避します。

　気管チューブを挿入中は、常にVAPの合併に留意します。以下にVAP対策を示します[7]。

- **人工呼吸器管理期間の短縮**
  抜管が可能かどうか、毎日評価します。
- **呼吸器回路の交換**
  日常的な呼吸器回路の交換は必要なく、汚染や機械的な作動不良時に行います。
- **加温加湿の管理**
  患児側に流れることを防止するために、人工呼吸器の蛇管内の凝結水を定期的に抜き捨てます。呼吸器回路に触れる際は、十分な手指衛生を行います。
- **気道分泌物の吸引**
  複数回使用の閉鎖式システムの吸引カテーテルと単回使用の開放式システムの吸引カテーテルの優劣は、感染対策としては実証されていません。しかし、気管チューブからの飛沫が危惧される場合は、閉鎖式システムを用いるべきです。開放式システムを用いるならば、滅菌の単回使用のカテーテルを使用し、繰り返し吸引する時は滅菌水でカテーテル内の痰を洗浄します。
- **誤嚥防止策**
  医学的禁忌がなければ頭部を15度に挙上します。挿管管理中の体位においては、仰臥位よりも側臥位管理の方が、5日後の気道からの病原微生物の検出が有意に少なかったとの報告もあります[8]。
- **病原細菌の口腔咽頭定着の防止**
  包括的な口腔内ケアも有効とされます[9]。つまり、常在細菌叢の形成が重要であり、予防的抗菌薬投与の見直し、プロバイオティクス、母乳栄養・母乳口腔内塗布、早期母子接触なども間接的な対策となります。

■ Reference

1）O'Grady NP, Alexander M, Burns LA et al：Guidelines for the prevention of intravascular catheter-related infections. Clin Infect Dis 52（9）：e162-e193, 2011
2）大木康史、北島博之、河野美幸ほか：末梢穿刺中心静脈カテーテルの管理に関する全国NICUアンケート調査. 日周産期・新生児会誌 48（4）：868-873、2012
3）戸石悟司、加部一彦：NICUにおけるカテーテル挿入時のマキシマムバリアプリコーションの必要性. 日環境感染会誌 24（3）：162-166、2009
4）大木康史、北島博之、大城　誠ほか：NICUにおける末梢穿刺中心静脈カテーテルの管理方法と血流感染率の関連. 日未熟児新生児会誌 26（2）：69-73、2014
5）Gould CV, Umscheid CA, Agarwal RK et al：Guideline for prevention of catheter-associated urinary tract infections 2009. Infect Control Hosp Epidemiol 31（4）：319-326, 2010
6）日本小児総合医療施設協議会、小児感染管理ネットワーク編、五十嵐隆監：2.4　カテーテル関連尿路感染予防. 小児感染対策マニュアル、じほう、東京、2015、p40-43
7）厚生労働科学研究事業：NICUにおける医療関連感染予防のためのハンドブック第1版、分担研究者　北島博之、2011 http://plaza.umin.ac.jp/~nippon/dl/file/nicu_handbook_ver1.pdf
8）Aly H, Badawy M, El-Kholy A et al：Randomized, controlled trial on tracheal colonization of ventilated infants：can gravity prevent ventilator-associated pneumonia? Pediatrics 122（4）：770-774, 2008
9）美島路恵：新生児集中ケア認定看護師と感染管理認定看護師のコラボレーション　NICUにおけるVAP予防を目的とした口腔ケアの効果. 日周産期・新生児会誌 49（1）：206-207、2013

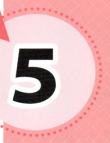

5 NICUのケアと感染対策

美島路恵

　NICUにおける感染対策で最も重要な対策は、標準予防策です。しかし、前章で示したようにNICUは閉鎖式保育器の使用、ベッド間隔が狭い、抱っこなど患児とのコンタクトが多くあるなど、一般病棟とは異なるシチュエーション、ケア内容が多くあり、ひと口に標準予防策といってもその実践は難しいと考えられます。また、NICUでは昼夜関係なく授乳が3時間おきに実施されるなど、24時間絶え間なくケアが実施されるのが特徴でもあります。NICUでよく行われるケアの頻度については表1[1]に示す通り、ケアとその実施回数が多いため、感染伝播の危険性も多く存在することを意味します。NICUにおける感染対策においてはエビデンスに乏しい部分もありますが、ここではNICUでよく行われるケア場面から必要な感染対策、とくに手指衛生のタイミングについて解説していきます。

表1　NICUにおけるケアとその頻度

ケア内容	頻度
バイタルサインの測定	2～3時間ごと＋必要時
授乳（経管・経口）	2～4時間ごと
吸引	授乳前＋必要時
おむつ交換	授乳前＋必要時
体位変換	8～12回/日＋必要時
SpO_2プローブ位置の交換	3～8回/日＋必要時
経皮式二酸化炭素分圧計電極の張り替え	6～12回/日＋必要時
清潔ケア（清拭もしくは沐浴）	1回/日
リネン交換	1回/日＋必要時

（文献1より改変）

1　全身管理

1　バイタルサインの測定・診察

　バイタルサインの測定・診察は、口では何も表現できない NICU に入室する児において異常を早期発見し、状態を把握するためにとても重要なケアです。バイタルサインの測定は頻回に実施されることが多く、その際に正しい感染対策が実践できていないと感染伝播の危険性が高くなります。NICU ケアで最も基本的なバイタルサインの測定・診察が NICU における感染対策の基礎となると言っても過言ではありません。

■ 必要物品の準備・管理

　患児ごとに必要物品を個別に準備し、清潔に管理します。東京慈恵会医科大学附属病院（以下当院）では、工具入れに患児必要物品を準備しています（図1）。患児へ使用する前後で清拭消毒を実施し、清潔に使用・管理します。
　肛門計の使用はビニールカバーを使用しても、ビニールカバーが破損しない保証はなく、汚染の危険性が高いため、使用は必要最低限とします。

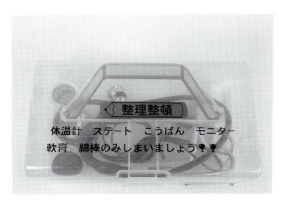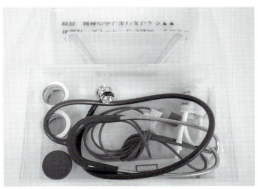

図1　必要物品の管理

● バイタルサインの測定・診察に必要な物品
- ✓ 聴診器
- ✓ 血圧計、マンシェット
- ✓ 体温計（電子体温計もしくは肛門計）
- ✓ ストップウォッチ

● **ケアの実際（例）**

❶ **手指衛生**を実施する
❷ 必要物品の清拭消毒*1を実施し、使用できるように準備する
　＊1　すべての物品について、使用前には必ず清拭消毒を実施する。
❸ **手指衛生**の実施後、手袋を着用する
❹ バイタルサインの測定・診察を実施する
❺ 手袋を外し、**手指衛生**を実施する
❻ 使用した物品の清拭消毒を実施し、片付ける
❼ **手指衛生**を実施する

2　体重測定

　体重測定は児の成長経過を把握し、異常を早期発見するために、出生直後から全身状態が落ち着いている限り毎日実施されるケアになります。どこの施設でも体重計は共有物品となるため、使用前後で清拭消毒を行わないと感染伝播の危険性が高くなります。当院では過去に、授乳室の体重計を介して交差感染を起こした可能性が考えられる事例が発生しています。体重計は面会者が授乳時に使用するケースもあるため、面会者へも使用方法についての指導が必要となります（図2）。

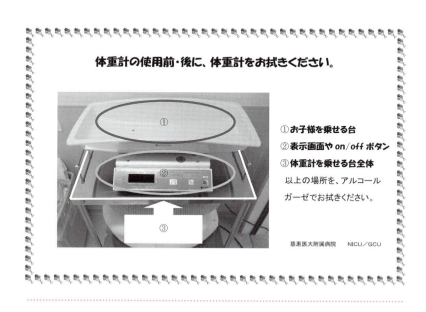

図2　授乳室体重計の清拭消毒（面会者への指導）

● **体重測定に必要な物品**
- ● 吊式体重計
  - ✓ 計測布　＊使用ごとに洗濯もしくは患児個人持ち
- ● 小児体重計
  - ✓ バスタオル（ディスポーザブルシーツ）

● **ケアの実際：吊式体重計（例）**
1. **手指衛生**を実施する
2. 吊式体重計の清拭消毒を実施し、閉鎖式保育器へ設置する
3. **手指衛生**の実施後、手袋を着用する
4. 計測布を保育器内へ入れ、計測布を吊るし、0点設定を行う
5. 生体モニター電極、プローベなどを外し、児を計測布に載せ、計測を実施する
6. 計測後、児を元の状態に戻す
7. 計測布を保育器内から出す
8. 手袋を外し、**手指衛生**を実施する
9. 計測値を記録する
10. 吊式体重計の清拭消毒を実施し、片付ける
11. **手指衛生**を実施する

よくある間違え

0点設定（体重計に触れた）を行った後にも、手袋を交換する行為がしばしば見受けられます。使用直前に清拭消毒を行っているため、0点設定を行った手袋のまま、児に触れても問題ありません。無駄な手袋の交換は不要です。

よくあるうっかり

計測布は清潔が重要ですが、その確認は忘れられがちです。使用ごとに洗濯を行い、使用時には洗濯ができているかどうかを毎回必ず確認する必要があります。個人持ちとして、再利用している場合は、清潔に保管ができているかの確認も必要です。

● **ケアの実際：小児体重計（例）**

1. 手指衛生を実施する
2. 小児体重計の清拭消毒を実施する
3. 体重計へバスタオル（ディスポーザブルシーツ）を敷く
4. 手指衛生の実施後、手袋を着用する
5. 寝衣を脱がせ、生体モニター電極、プローベなどを外し、児を体重計に載せ、計測を実施する
6. 計測後、児を元の状態に戻す
7. 手袋を外し、手指衛生を実施する
8. 計測値を記録する
9. 使用したバスタオル（ディスポーザブルシーツ）は患児ごとに交換する
10. 小児体重計の清拭消毒を実施し、片付ける
11. 手指衛生を実施する

2 採血

　児の状態を把握するために、NICUにおいても採血は頻回に行われる処置になります。しかし、循環血液量が少ないこと、血管が細いなどの条件があり、足底採血や針滴下法採血などの特殊な採血方法が実施されることが多いです。足底採血においては、針刺し対策として安全機能付きランセット（穿刺器具）（図3）を用いることが望ましいです。足底採血や針滴下法採血はともに、一般的な採血よりも血液に曝露されやすい採血方法であるため、医療従事者の血液曝露対策もしっかり実施する必要があります。

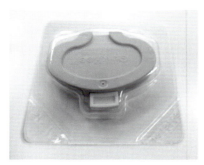

BDマイクロティナ®
クイックヒール™ ランセット

図3　安全機能付きランセット

1 足底採血（図4）

　足底採血は、少量の血液量で検査が実施できる血糖、ビリルビン値、CRP、血液ガス（静脈血）分析に用いられます。また、先天性代謝異常症マススクリーニング検査時に、血液を直接濾紙に染み込ませる際にも用いられることがあります。

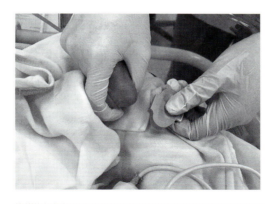

図4　足底採血

● **足底採血に必要な物品**
- ✓ ランセット（穿刺器具）
- ✓ 毛細管、微量採血管（マイクロティナ®）
- ✓ アルコール綿
- ✓ 絆創膏
- ✓ トレー
- ✓ 止血用ガーゼ（必要時）
- ✓ 針捨て容器

● **ケアの実際（例）**
1. 手指衛生を実施する
2. 足底採血に必要な物品をトレーに入れ、患児ベッドサイドに準備する
3. 手指衛生の実施後、手袋を着用する
4. 穿刺部位をアルコール綿で消毒し、よく乾燥させた後穿刺する
5. ランセット針はすみやかに針捨て容器に廃棄する[*2]

　　＊2　針刺し対策をする。

6. 血液を毛細管[*3]で吸引もしくは微量採血管の受け口に流し込む

　　＊3　ガラス製品の毛細管は、折れないように注意を払う。

7. 血液を採取した毛細管、微量採血管はトレーに入れる
8. 穿刺部位は止血（必要時ガーゼで止血する）し、絆創膏を貼付する
9. 児を整える
10. 手袋を外し、手指衛生を実施する
11. 検体を提出する
12. トレーの清拭消毒を実施し、片付ける
13. 手指衛生を実施する

> **よくある間違え**
> 毛細管や微量採血管を、ついベッドサイドに置いてしまっていませんか？　直接ベッドサイドに置かないよう、必ずトレーに置く習慣を徹底する必要があります。

> **よくある間違え**
> トレーの清拭消毒を行う際、トレーの内側のみの消毒だけで終了されがちです。外側もしっかりと清拭消毒を行う必要があります。

2　針滴下法採血（図5）

　針滴下法採血は、血液一般検査や生化学検査などの際に実施されます。血管の走行を確認するためにトランスイルミネーターを用いられることもあり、共有物品となるため、その管理方法が重要となります。

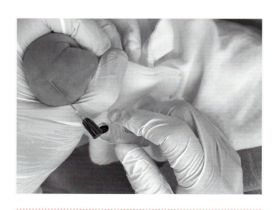

図5　針滴下法採血

● **針滴下法採血に必要な物品**

- ✓ 注射針（21G〜25G）
- ✓ 微量採血管（マイクロティナ®）
- ✓ アルコール綿
- ✓ トランスイルミネーター
- ✓ トレー
- ✓ 止血用ガーゼ（必要時）
- ✓ 絆創膏
- ✓ 針捨て容器

● **ケアの実際（例）**

❶ 手指衛生を実施する
❷ 必要な物品をトレーに入れ、患児ベッドサイドに準備する
❸ トランスイルミネーターの清拭消毒を実施する（使用する場合）
❹ 手指衛生の実施後、手袋を着用する
❺ 穿刺部位をアルコール綿で消毒し、よく乾燥させた後穿刺する
❻ 逆血が得られたところ付近で針を止め、滴下してきた血液を採取する
❼ 穿刺針はすみやかに針捨て容器に廃棄する*4

　*4　針刺し対策が必要。剥き出しの注射針のため、とくに注意が必要である。

❽ 血液を採取した微量採血管はトレーに入れる
❾ 穿刺部位は止血（必要時にはガーゼで止血）し、絆創膏を貼付する
❿ 児を整える
⓫ 手袋を外し、手指衛生を実施する
⓬ 検体を提出する
⓭ トレーの清拭消毒を実施し、片付ける
⓮ トランスイルミネーターの清拭消毒*5を実施する

　*5　血液が付着していた場合、0.1％次亜塩素酸ナトリウム製剤を使用する。

⓯ 手指衛生を実施する

③ 血糖測定

　NICUに入室する児は肝グリコーゲン蓄積量の減少、グリコーゲンの分解や糖新生の遅延などを起こしやすいため、低血糖症状に陥ることがあります。そのことから血糖測定が必要ですが、一般的には採血の際に一緒に測定する機会が多いです。血糖測定のみを実施する場合には足底採血が用いられることが多いです。

　血糖測定器も血液汚染を受ける可能性があるため、使用前後で清拭消毒を実施し、血液が付着していた場合は0.1％次亜塩素酸ナトリウム製剤を使用することが望ましいです。

3 吸引（口鼻腔・気管内）

　早産児は肺水吸収不全や肺サーファクタントの分泌が不十分なため呼吸障害を引き起こしやすく、在胎週数が小さければ小さいほどその症状は著明です。そのことから、NICUに入室する児は呼吸状態が不安定なことが多く、分泌物が貯留しないように適宜吸引を行う必要があります。吸引手技が不適切だと病原微生物を下気道へ押し込む危険性が高くなるため、適切な手技を修得する必要があります。

1 経口・経鼻吸引（開放式吸引）

　開放式吸引カテーテルは単回使用が原則です。厚生労働省からも『単回使用医療機器(医療用具)の取り扱い等の再周知について』[5]が勧告されており、遵守する必要があります。

　オープンベース・コット収容児に対し開放式吸引を実施するケースについては、喀痰などの曝露予防としてビニールエプロン・サージカルマスク・ゴーグル（フェイスシールド）の着用が必要です。

● 経口・経鼻吸引に必要な物品

- ✓ 吸引カテーテル 6 Fr
- ✓ 吸引接続チューブ
- ✓ 吸引器・吸引瓶
- ✓ 通水用蒸留水

（オープンベース・コット収容児の場合）
- ✓ ビニールエプロン
- ✓ サージカルマスク
- ✓ ゴーグル（フェイスシールド）

● ケアの実際（例）

1. **手指衛生**を実施する
2. モニターや酸素流量計の清拭消毒を実施する[*6]
   * 6　吸引中に触れる可能性のある器具は清拭消毒を実施する。
3. 吸引カテーテルを準備する
4. 吸引接続チューブの保育器（コット）内に入る部分の清拭消毒を実施する（図 6）
5. **手指衛生**の実施後、手袋を着用する[*7]
   * 7　オープンベース・コット収容児においては、医療従事者が湿性生体物質に曝露する危険性が高まるため、標準予防策としてビニールエプロン・サージカルマスク・ゴーグル（フェイスシールド）を追加して着用する（図 7）。
6. 吸引カテーテルの袋を接続部位まで開封し、接続チューブへ接続する
7. 吸引圧を確認する（BW 1,500g 未満：60〜80mmHg、BW 1,500g 以上：70〜90mmHg）
8. 吸引カテーテルの袋から、吸引チューブが不潔にならないように取り出す
9. 吸引圧をかけない状態で口腔・鼻腔へ吸引チューブを挿入する
10. 吸引圧をかけ、吸引する
11. 1回ごとに吸引カテーテルは廃棄する
12. 吸引終了後、接続チューブ内に分泌物が残らないように通水を行う
13. 手袋を外し、**手指衛生**を実施する

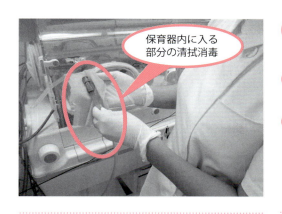
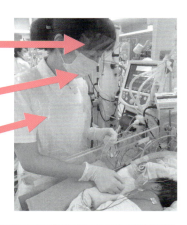

図6 吸引接続チューブの清拭消毒

図7 オープンベース・コット収容児における吸引実施時の個人防護具

❷ 気管内吸引（閉鎖式吸引）

閉鎖式吸引カテーテルはメーカーの推奨に従って交換が必要です。

● 気管内吸引に必要な物品

- ✓ 吸引カテーテル 6 Fr
- ✓ 吸引接続チューブ
- ✓ 吸引器・吸引瓶
- ✓ 通水用蒸留水

● ケアの実際（例）

1. **手指衛生**を実施する
2. モニターや人工呼吸器の清拭消毒を実施する
3. 吸引接続チューブの保育器内に入る部分の清拭消毒を実施する
4. **手指衛生**の実施後、手袋を着用する
5. 吸引接続チューブを閉鎖式吸引カテーテルに接続する
6. 吸引圧をかけない状態で、必要な深さまでカテーテルを挿入する
7. 吸引圧をかけながら、ゆっくりとカテーテルを引き抜く
8. 吸引終了後、通水用蒸留水が挿管チューブ内に入らない状態にセッティングする
9. 洗浄ポートに通水用蒸留水を接続し、カテーテル内の通水を実施し、吸引接続チューブを外す
10. 児を整える
11. 手袋を外し、**手指衛生**を実施する

4 栄養管理

　全身状態が安定ししだい、できる限り出生後早い時期から授乳を開始します。授乳（経管栄養含む）は1人の患児につき1日6～12回実施されるケアであり、授乳時の感染対策、使用する器具などの管理方法を誤ると感染伝播の危険性が高くなります。

1 調乳環境

　調乳環境が適切に管理されていないことによるサルモネラ菌などのアウトブレイク事例が報告されており[7]、母乳、人工乳ともにミルクが汚染されないように調乳環境を整える必要があります。調乳したミルク（解凍母乳含む）は5℃以下のミルク専用冷蔵庫に保管、24時間以内に消費し、また、一旦加温されたミルクは2時間以内に消費する必要があります。

● ケアの実際：解凍母乳の分注作業（例）

① 調乳環境を清掃し、調乳台の清拭消毒を実施する
② サージカルマスク・キャップを着用する（図8）*8
　＊8　ミルクへの髪の毛などの混入を防ぐ。
③ **手指衛生**を実施する
④ 解凍された母乳パックを準備する
⑤ 母乳パックの周囲に付着している水気を除去する
⑥ 母乳パックの清拭消毒を実施する（図9）
⑦ **手指衛生**の実施後、手袋を着用する
⑧ 分注を実施する
⑨ 患児ごとの母乳について③～⑧を実施する

よくある　ヒヤッと

　母乳パックの清拭消毒を行わずに、そのまま分注作業を行ってしまうことがあります。搬送時、解凍時に母乳パックの周囲が汚染されている可能性があり、母乳の汚染を避けるためには必ず清拭消毒を行うことが重要です。

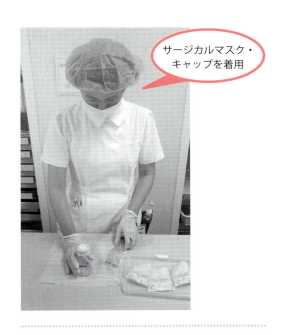

サージカルマスク・キャップを着用

図8　調乳時の個人防護具

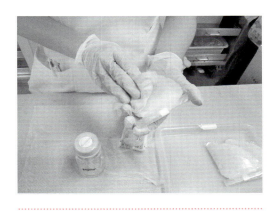

図9　母乳パックの清拭消毒

2　ミルクウォーマー

　ミルクウォーマーは38〜42℃で常に加温されており、病原微生物にとっては発育がしやすい環境です。とくに湯煎式ミルクウォーマーはグラム陰性桿菌によって汚染を受けやすく、実際にセラチア・マルセッセンス（*Serratia marcescens*）や緑膿菌によるアウトブレイクの原因器材となったとの報告がされています[8,9]。乾式ミルクウォーマーは加熱に時間を有するなどの問題点はありますが、乾燥が保て、手入れもしやすいことから病原微生物による汚染を受けにくく、感染対策上有効です。

● **ケアの実際：湯煎式ミルクウォーマーの管理（例）**
1. 可能な限り頻回に排水し、洗浄を実施後乾燥させる
2. 汚染が認められた場合は、すみやかに湯の交換を実施する

● **ケアの実際：乾式ミルクウォーマーの管理（例）**
1. 1日1回以上洗剤または界面活性剤含有クロスを用いて清掃（消毒）を実施する
2. 汚染が認められた場合は、すみやかに清掃（消毒）を実施する

3 哺乳瓶・人工乳首の管理

　哺乳瓶・人工乳首は直接口に含む器材であるため、その管理は重要となります。乳首を介してカンジダ・アルビカンス（*Candida albicans*）による鵞口瘡が伝播した事例[10]、哺乳瓶を介して緑膿菌が伝播した事例[9]などの報告が実際にあります。当院では、哺乳瓶・人工乳首ともに中央材料室において熱水洗浄を実施しています（図10）。消毒薬を使用する場合には、0.01％次亜塩素酸ナトリウム製剤を用いて1時間浸漬消毒を実施します。消毒実施前にはしっかりと洗浄を行い、ミルクなどの有機物を除去する必要があります。また浸漬消毒の際には、消毒薬と必ず接触するよう、浮いたり空気が入ったりしないように管理する必要があります。

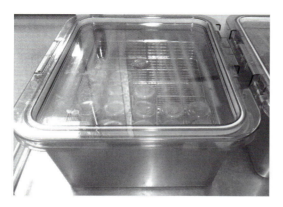
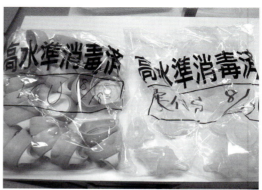

図10　哺乳瓶・人工乳首の消毒

 ## 4 経管栄養による授乳

　NICUに入室する児は出生34〜35週以前の早産、心疾患・呼吸障害合併、人工呼吸器装着などの状態から、経管栄養を用いるケースが多くあります。

> ● **経管栄養に必要な物品**
> ✓ シリンジに充填したミルク　　✓ 延長チューブ
> ✓ シリンジポンプ　　　　　　　✓ 胃残確認用シリンジ

ケアの実際（例）

1. **手指衛生**の実施後、手袋を着用する
2. 胃残を確認し、授乳できる状態か確認する[*9]
   - ＊9　胃残確認用シリンジは単回使用とする。
3. 手袋を外し、**手指衛生**を実施する
4. ミルクをミルクウォーマーから取り出し、清拭消毒を実施する（図11）
5. シリンジポンプにミルクをセットし、延長チューブ内をミルクで充填する
6. **手指衛生**の実施後、手袋を着用する
7. 栄養カテーテル（胃管）へミルクを接続する
8. 手袋を外し、**手指衛生**を実施する
9. シリンジポンプの注入速度を設定し、スタートボタンを押す
10. **手指衛生**を実施する

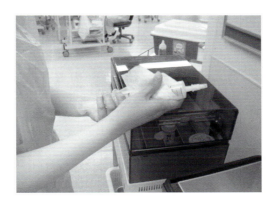

図11　ミルクウォーマーから取り出したミルクの清拭消毒

よくある ヒヤッと

ミルクウォーマーからミルクを取り出した際、ミルクの容器を消毒せずに、そのまま使用していることがあります。ミルクの容器はウォーマー内で汚染を受けている可能性があります。ウォーマーから取り出したときには、容器の清拭消毒が必ず必要です。

5 経口授乳

経口授乳は、吸てつ反射・嚥下・呼吸の協調運動が確立される出生34〜35週頃以降の児で行われます。

● 経口授乳に必要な物品
- ✓ 人工乳首
- ✓ ミルク（哺乳瓶）
- ✓ タオル

● ケアの実際（例）

1. **手指衛生**を実施する
2. ミルクをミルクウォーマーから取り出し、清拭消毒を実施する
3. 哺乳瓶へ清潔に人工乳首を装着する
4. ミルク（哺乳瓶）をベッドサイドへ移動する
5. 授乳用イスをセッティングする
6. モニター（心電図、SpO_2モニター）を装着している児は、モニターの清拭消毒を実施する
7. **手指衛生**を実施する
8. 長袖ガウンを着用する（図12）
9. 手袋を着用する
10. 児を抱っこし、イスに座り授乳を実施する
11. 授乳終了後、児の排気を行う
12. 児をコットへ戻し、整える
13. 手袋→ガウンの順で外し、**手指衛生**を実施する
14. 哺乳瓶を片付ける
15. **手指衛生**を実施する

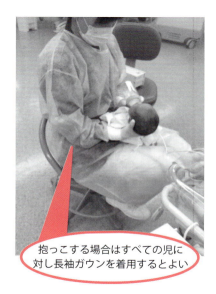

抱っこする場合はすべての児に対し長袖ガウンを着用するとよい

図12 授乳時の長袖ガウン着用
突然の嘔吐の可能性もあるので、当院では抱っこする際には長袖ガウンを着用している。

よくある うっかり対策

授乳中にアラームが鳴り、とっさにモニターのアラーム off ボタンを押し、その後そのまま手指衛生を実施せずに授乳を継続してしまうことが多くあります。そのため、ボタン操作後に授乳を継続しても問題がないように、授乳前にモニターは操作ボタンを中心に必ず清拭消毒を実施します。

> **よくある間違い**
>
> 授乳途中に哺乳瓶を置く場合、コット内に哺乳瓶を置いていることがあります。哺乳瓶はコット内（特に足元側）に置いてはいけません。哺乳瓶置き専用のカゴを設置するなど、コット内に置かないように工夫します。

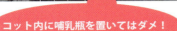

哺乳瓶の汚染を避ける

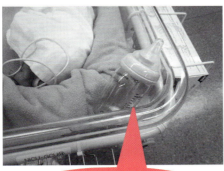
コット内に哺乳瓶を置いてはダメ！

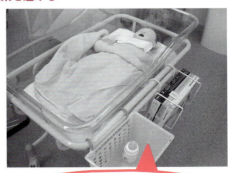
哺乳瓶置き専用のカゴを設置するとよい

5 排泄ケア

　NICUにおける耐性菌対策は、メチシリン耐性黄色ブドウ球菌（Methicillin-Resistant Staphylococcus aureus：MRSA）がターゲットとされてきましたが、近年は基質特異性拡張型βラクタマーゼ（Extended Spectrum β Lactamase：ESBL）産生菌[11]やカルバペネム耐性腸内細菌科細菌（Carbapenem-Resistant Enterobacteriaceae：CRE）[12,13]などがNICUでも問題となっています。これらの耐性菌は腸内細菌科であることから、糞便より検出されることが多く、おむつ交換などの排泄ケアは感染対策上非常に重要です。

① おむつ交換

● **おむつ交換に必要な物品**
- ✓ おむつ
- ✓ おしり拭き
- ✓ ビニール袋

- **ケアの実際：保育器収容児のおむつ交換（例）**
  1. **手指衛生**を実施する
  2. おむつ・おしり拭き[*10]・ビニール袋を準備し、保育器の足側窓から中に入れ、児の足元にセッティングする

     ＊10　おしり拭きは患児個人持ちとする。
  3. **手指衛生**の実施後、手袋を着用する
  4. 現在装着しているおむつの下に新しいおむつを敷く
  5. おむつのテープを外し、おしり拭きで清拭する
  6. おしり拭き、使用済みおむつを取り除き、ビニール袋へ入れる
  7. 手袋を外し、**手指衛生**を実施する
  8. 新しい手袋を着用する
  9. 新しいおむつを装着させ、児を整える
  10. 保育器内からビニール袋に入ったおしり拭き、使用済みおむつを取り出す
  11. 保育器の窓は肘もしくはビニール袋を持っていない手で閉める
  12. 必要時おむつを計測し、廃棄する
  13. 手袋を外し、**手指衛生**を実施する

2　浣腸

　低出生体重児は腹圧をかけた自力での便排泄が難しい場合があり、また新生児は容易に腸管拡張や腹部膨満が生じます。それらの症状改善目的で、NICUでは日常的に浣腸が実施されます。

- **浣腸に必要な物品**
  - ✓　グリセリン浣腸液
  - ✓　ネラトンカテーテル
  - ✓　シリンジ
  - ✓　ワセリン

- **ケアの実際（例）**
  1. **手指衛生**を実施する
  2. グリセリン浣腸液を必要量（注入量＋ネラトンカテーテルを満たす量）シリンジに吸い上げ、加温する
  3. **手指衛生**を実施する
  4. 加温したグリセリン浣腸液入りシリンジ周囲の清拭消毒を実施する
  5. グリセリン浣腸液入りシリンジにネラトンカテーテルを接続し、先端まで液を満たす

❻ 手指衛生の実施後、手袋を着用する
❼ カテーテル先端にワセリンを塗布する
❽ おむつを開け、肛門にネラトンカテーテルを挿入する
❾ グリセリン浣腸液をゆっくり注入する
❿ 注入後、カテーテルが環境を汚染しないように配慮しながら抜去する
⓫ おむつをあてる
⓬ 手袋を外し、手指衛生を実施する

6 輸液管理

　輸液の汚染はカテーテル関連血流感染の原因となるため、その管理は重要です。輸液の調剤は、「末梢の点滴も含めたすべてのルーチンの非経口輸液は無菌操作を用いて混合することが望ましい」[14,15)]との勧告がされており、クリーンベンチ下で無菌調剤されることが望ましいです。

1 ワンショット静脈内注射（iv）処置

● ケアの実際（例）

● 輸液の準備
❶ 輸液調整台の清拭消毒を実施する
❷ 指示された薬剤、シリンジを準備する
❸ 手指衛生の実施後サージカルマスク、手袋を着用する
❹ ミキシングを実施する

● ワンショット iv
❶ 手指衛生を実施する
❷ トレーの清拭消毒を実施する
❸ トレー内に薬剤が充填されたシリンジを準備する
❹ 手指衛生の実施後、手袋を着用する
❺ アクセスポートはアルコール綿を用いて擦るように面を変えて 2 回消毒する（図13）[16)]
❻ ワンショット iv を実施する
❼ 手袋を外し、手指衛生を実施する

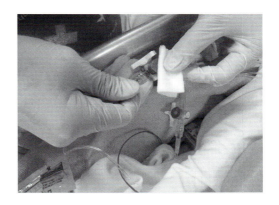

図13　アクセスポートの消毒

2 輸液セットの交換頻度

　輸液セットの交換頻度は成人と同様、米国疾病管理予防センター（Centers for Disease Control and Prevention：CDC）の『カテーテル関連感染予防のためのガイドライン』[16]の勧告内容に準拠して実施していきます（表1）。

表1　輸液セットの交換頻度

物品名	交換時期
輸液セット	96時間以上7日以内
血液・血液製剤・脂肪製剤の投与に使用した輸液ルート	24時間以内

7 皮膚ケア

　NICUに入室する児の皮膚は非常に未熟であり、在胎32週頃に皮膚構造が完成されますが、皮膚のバリア機能としては成熟されていません。しかし、出生後成熟過程が加速され、超低出生体重児（超早産児）でも生後2週間頃には皮膚のバリア機能は成熟してきます。そのことから、とくに生後2週間までの皮膚ケアには特別な配慮が必要です。さらに、新生児体表の胎脂は体温保持、水分保持、外界からのバリア機能を有しているため、清拭や沐浴で取り除かないドライテクニックが用いられています。

1 清拭

　皮膚の保清目的で実施されます。皮膚を過度に摩擦したり、擦ると皮膚の刺激となるため避けます。清拭の際には皮膚状態をよく観察していきます。

● 清拭に必要な物品
- ✓ 湯
- ✓ カット綿・ガーゼなど
- ✓ 新しいリネン（シーツ）
- ✓ 新しいおむつ
- ✓ モニター電極
- ✓ 体重計

ケアの実際（例）

1. **手指衛生**を実施する
2. 清拭に必要な物品をワゴンなどに準備する
3. 体重計の清拭消毒を実施する
4. モニター（心電図、SpO_2モニター）を装着している児は、モニターの清拭消毒を実施する
5. **手指衛生**の実施後、手袋を着用する
6. 目→顔→全身→陰部の順で清拭を実施する
   - モニター電極を剥がす際は、皮膚に刺激を与えないように丁寧に実施する。モニター電極貼付部位の皮膚トラブルが生じていないか観察する。
   - 首の下、耳介の裏、陰部など皮膚が接触している面は湿潤しやすく、皮膚トラブルが生じやすい。必要時清拭のみではなく、シリンジなどを用いて洗浄を実施する（図14）。洗浄後は水分をしっかり拭き取る。
   - 陰部の清拭に関しては、おむつ交換（p60）❹〜❾を参照。
7. 臍の状態を観察し、必要時処置する
8. 体重測定実施の際に使用済みリネンを除去する
9. 手袋を外し、**手指衛生**を実施する
10. 新しい手袋を着用する
11. 新しいリネンへ交換する
12. 児を元の状態へ戻し、体位を整える
13. 手袋を外し、**手指衛生**を実施する
14. 使用した物品を片付ける
15. **手指衛生**を実施する

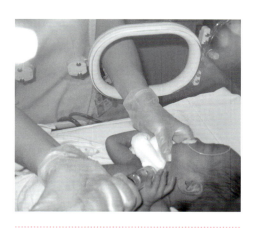

図14 シリンジによる洗浄

2 沐浴

● **沐浴に必要な物品**
- ✓ ガーゼ・小タオルなど
- ✓ 液体石けん
- ✓ 寝衣
- ✓ バスタオル
- ✓ 新しいリネン（シーツ）
- ✓ 新しいおむつ・ビニール袋
- ✓ モニター電極
- ✓ 体重計

● **ケアの実際（例）**
1. 沐浴槽が清潔な状態にあるか目視で確認し、湯をためる
2. 寝衣・バスタオルを準備する台の清拭消毒を実施する
3. 手指衛生を実施する
4. 寝衣・バスタオルを広げて準備する
5. 体重計の清拭消毒を実施する
6. 手指衛生を実施する
7. ビニールエプロン→手袋の順で着用する
8. 寝衣を脱がせる
9. おむつを外し、ビニール袋へ入れる（おむつ廃棄容器に捨てる）
10. 手袋を外し、手指衛生を実施する
11. 体重を測定する
12. 大きな浴槽側へ児を入れ、小浴槽（洗面器に入れた清潔な湯）の湯で目→顔面の順で拭く
13. 頭部→全身→背中→陰部の順で洗浄する
14. 上がり湯を行う（小浴槽に入れる、もしくは洗面器などで清潔な湯をかける）
15. バスタオルで児の押さえ拭きを行い、新しいおむつを装着する
16. 臍の状態を観察し、必要時処置する
17. 寝衣を着せる
18. コットの清拭消毒、シーツ交換を実施する
19. 手指衛生の実施後、手袋を着用する
20. 児をコットに戻し、整える
21. 手袋を外し、手指衛生を実施する
22. 手袋を着用し、沐浴槽の清掃を実施する

- 浴室用洗剤などを用いて沐浴槽の洗浄[*11]→洗剤を洗い流す→洗剤または界面活性剤含有クロスを用いて清掃（消毒）し、洗い流す。

[*11] 湯の給水口、オーバーフローはとくに念入りに実施する（図15）。

- 液体石けんの外側[*12]を洗剤または界面活性剤含有クロスを用いて清掃（消毒）する。

[*12] 石けんを個人持ちで使用している施設は不要。共有使用している施設では必須（図15）。

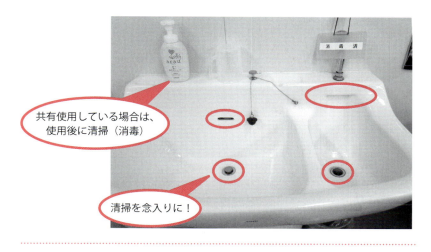

図15　沐浴槽の洗浄

8　検査

　NICUでは児の状態把握や診断目的でポータブル胸腹部X線撮影、超音波検査が頻回に実施されることが多いです。ポータブルX線装置、超音波装置は共有物品であるため、また、超音波装置のエコーゲルが汚染されていた報告もあり[18]、その管理は重要です。

1　ポータブル胸腹部X線撮影

ケアの実際（例）

① 耐性菌検出患児は一番最後に撮影するなど、撮影順番を決定する
② 撮影者、介助者はプロテクターを装着する
③ カセッテの清拭消毒を実施する
④ 介助者は手指衛生の実施後、手袋を着用する
⑤ 介助者は保育器X線カセッテトレーにカセッテをセッティングする
⑥ 介助者は必要時、児のポジショニングを行う
⑦ 撮影者はポータブルX線装置の操作を行い、撮影を実施する
⑧ 介助者はカセッテを取り出す
⑨ 介助者は手袋を外し、手指衛生を実施する

65

2 超音波検査

● 超音波検査に必要な物品
- ✓ 超音波装置
- ✓ エコーゼリー
  （図16、個包装製品が望ましい）
- ✓ エコープローブカバー
- ✓ ゼリーを拭き取るガーゼ

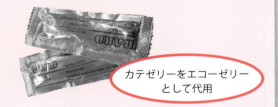

カテゼリーをエコーゼリーとして代用

図16　個包装エコーゼリー

● ケアの実際（例）
1. 超音波装置の清拭消毒を実施する
2. 手指衛生の実施後、手袋を着用する
3. エコープローブにエコーカバーを被せる
4. 検査を実施する
5. 検査終了後、エコーゼリーを拭き取る
6. 手袋を外し、手指衛生を実施する

　NICU でよく行われるケア場面から必要な感染対策、とくに手指衛生のタイミングについて解説しました。ここで示したケアの実際はあくまで例になりますので、各施設で感染制御チーム（Infection Control Team：ICT）と NICU が協働して感染対策、手指衛生のタイミングについて統一して行動することが重要です。

■ Reference

1）大木康史：その特殊性、どう捉えて行う？ NICU感染制御の大原則 NICUの臨床現場を知る ①NICUの日常業務―ICTスタッフが知っておくべき事．感染対策ICTジャーナル 10（2）：122-127、2015
2）前川敦子：入院から退院までの処置とケアのすべて 動画だからここまでわかるNICU基本テクニック44 急性期の基本テクニック バイタルサイン測定．Neonatal Care 春季増刊：16-19、2011
3）CDC：Workbook for designing, implementing, and evaluating a sharps injury prevention program https：//www.cdc.gov/sharpssafety/pdf/sharpsworkbook_2008.pdf
4）厚生労働科学研究費補助金厚生労働科学特別研究事業：医療従事者における針刺し・切創の実態とその対策に関する調査、主任研究官 木村 哲、平成14年度研究報告書
5）厚生労働省：単回使用医療機器（医療用具）の取り扱い等の再周知について、厚生労働省医政局長通知、平成26年6月19日、医政発0619第2号
6）松永展明：新生児感染管理なるほどQ&A 第2章 実践編 NICUでのケア 気管内吸引は、閉鎖式と開放式とで感染率に差があるのでしょうか？ また、吸引カテーテルを扱う際の注意点を教えてください（Q&A／特集）．Neonatal Care 秋季増刊：181-184、2014
7）WHO：Safe preparation, storage and handling of powdered infant formula Guidelines, 2007 http：//www.who.int/foodsafety/publications/micro/pif_guidelines.pdf
8）杉浦崇浩、小山典久、山田百合子ほか：未熟児センターにおける *S. marcescens* 敗血症の流行：感染源としてのミルクウォーマーの重要性．日未熟児新生児会誌 13（1）：89-92、2001
9）Gras-Le G, Lepelletier D, Debillon T et al：Contamination of a milk bank pasteuriser causing a *Pseudomonas aeruginosa* outbreak in a neonatal intensive care unit. Arch Dis Child Fetal Neonatol Ed 88（5）：F434-F435, 2003
10）望月規央ほか：ICT活動におけるアウトブレイク対策児の細菌検査技師の役割：当院NICUにおける鵞口瘡集団発生事例．環境感染誌 22（Suppl）：275、2007
11）脇本幸夫、近藤優子、中村 敦ほか：NICUにおけるESBL産生 *Klebsiella pneumoniae* 保菌者多発事例と対策．感染症誌 79（9）：732-733、2005
12）香月耕多、永沢善三、村谷哲郎：新生児集中治療室の複数の患者より分離されたメタロ-β-ラクタマーゼ産生 *Klebsiella pneumoniae* に関する検討．日臨微生物誌 21（3）：185-192, 2011
13）中野有也、小林 梢、鈴木 学ほか：当院におけるカルバペネム耐性腸内細菌アウトブレイクの現状と対応．日新生児成育医会誌 27（3）：525、2015
14）厚生労働科学研究費補助金医薬安全総合研究事業：院内感染の防止のための医療用具及び院内環境の管理および運用に関する研究、分担研究「静脈点滴注射剤などの衛生管理に関するガイドライン改訂」、分担研究者 武澤 純、科学技術庁、2003
15）鍋島俊隆、杉浦伸一、東海林徹ほか：平成15年度学術委員会学術第5小委員会報告 高カロリー輸液の調整に関するガイドラインの策定．日病薬誌 40（8）：1029-1037、2004
16）CDC：Guidelines for the Prevention of Intravascular Catheter-Related Infections, 2011 http：//www.cdc.gov/hicpac/pdf/guidelines/bsi-guidelines-2011.pdf
17）坂木晴世：ルチーンワークを徹底分析！ NICU感染対策最強セオリー&最新テクニック（第9回） 沐浴槽の清掃と管理は？ Neonatal care 26（9）：947-951、2013
18）CDC：*Pseudomonas aeruginosa* Respiratory Tract Infections Associated with Contaminated Ultrasound Gel Used for Transesophageal Echocardiography–Michigan, December 2011-January 2012 http：//www.cdc.gov/mmwr/PDF/wk/mm6115.pdf

6 NICUの環境整備

美島路恵

　環境表面を介した耐性菌などの間接的伝播を抑制する目的として、患者ゾーン（患児ゾーン）における環境整備は重要となります。耐性菌検出患者のベッドサイドからは耐性菌が高頻度で検出され[1]、さらにそれらの病原微生物が長期間環境表面で感染性を維持しているとの報告（表1）[2]もあります。とくにNICUにおいては、環境表面を触れながらケアする場面が多いのが特徴であり、高頻度接触面の環境整備を強化して実施する必要があります。

表1　主な病原微生物の乾燥環境下での感染性持続期間

病原微生物	持続期間
アシネトバクター属	3日間～5ヵ月間
黄色ブドウ球菌（MRSA含む）	7日間～7ヵ月間
緑膿菌	6時間～16ヵ月間、乾燥した床：5週間
腸球菌（VRE含む）	5日間～4ヵ月間
ノロウイルス	8時間～7日間
ロタウイルス	6～2ヵ月間
クロストリディオイデス・ディフィシル（旧名クロストリジウム・ディフィシル）	5ヵ月間

MRSA：メチシリン耐性黄色ブドウ球菌　　VRE：バンコマイシン耐性腸球菌

（文献2より作表）

1　ゾーニングの基本

　2009年に世界保健機関（World Health Organization：WHO）から『医療における手指衛生ガイドライン』の中で"手指衛生5つのタイミング"が勧告され[3]、そのなかで「患者ゾーン」が示されています。患者ゾーンは患者から検出されている病原微生物で汚染されていると考える必要があります。そのことから、手指衛生5つのタイミング、5番目のタイミングとして「患者ゾーンに触れた後」が必要となっています。

患児ゾーンの捉え方について、成人病棟であれば個室は個室内、大部屋であってもベッドサイドカーテン内が患者ゾーンとして明確ですが、NICUのようなオープンスペースでは患児ゾーンの捉え方が難しいと考えられます。具体的には、保育器内が患児ゾーンであることは明確ですが、保育器外の人工呼吸器、モニター、シリンジポンプ、ベッドサイド併設電子カルテなどについては、施設ごとにどこまでが患児ゾーンであるかを明確にすることが重要です。患児ゾーンが明確となったら、患児ゾーン内に患児由来以外の病原微生物を持ち込まない、患児ゾーン外に患児由来の病原微生物を持ち出さないための手指衛生が必要となります。"手指衛生の5つのタイミング"定義上、「患者ゾーンに触れる前」の手指衛生のタイミングは示されていませんが、環境表面を触れながらケアする場面が多いNICUにおいては必要であると考えられます。

1 日常の環境整備

　環境表面に付着している耐性菌の伝播経路はあくまで手指であり、耐性菌対策としては手指衛生が一番重要な対策となります。環境整備は手指に付着する耐性菌の量を減らすなどの間接的な位置付けではありますが、NICUではとくに重要な要素です。

　患児ゾーン内の環境整備箇所は、医療従事者がよく触れる「高頻度接触面」と床やシーリングペンダント本体のような触れる機会の少ない「低頻度接触面」に分類して考える必要があります。高頻度接触面は耐性菌などが付着している可能性が高く、また、医療従事者の手指を汚染させる危険性が高いため、丁寧かつ頻回な環境整備が必要となります。低頻度接触面については手指がほとんど触れないため頻回な環境整備は必要ありませんが、環境整備が実施されていない箇所がないか確認する必要があります。環境整備において一番重要なのは清拭による汚染の除去になります。ただし、アルコール製剤は血清や乳汁などのタンパク質を凝固させ、内部まで浸透しないことがあるため、アルコール製剤のみによる清拭の実施は避ける必要があります。洗剤または界面活性剤含有クロスを用いた清拭を実施することが簡便で望ましく、アルコール製剤を使用する場合には、汚染をいったん除去してから使用する必要があります。

> **よくある**
> **間違い**
> 　血清や乳汁をアルコール製剤のみで清拭消毒していませんか？　タンパク質を含むものはアルコール製剤だけでは、消毒が不十分なことがあります。清拭には洗剤や界面活性剤の使用が好ましいです。

6　NICUの環境整備

69

② ターミナルクリーニング（最終清掃）

新規入室患者への感染伝播を抑制する目的として、ターミナルクリーニングの実施は重要となります。ターミナルクリーニングは通常の清掃ではなく、患者退出時に徹底的に実施する清掃としての位置付けになります。一般病棟であれば、患者退出時は清掃業者が入りターミナルクリーニングが実施されます。しかし、NICUにおいては稼働率100％の施設が多く、新規入院を受け入れるために患児が退出するというシチュエーションが多く、新規入院の受け入れ準備をしながら短時間で看護師が実施するという状況があります。そのことから、確実にターミナルクリーニングが実施されるよう、チェックリスト（図1）などを用いて清掃の漏れがないように注意を払う必要があります。

退出時チェックリスト

- □ モニター・モニターの各コード（血圧・心電図・Aライン）
- □ ユニット（1段目・2段目・引出し）
- □ アーム（電気など…）
- □ 内服 BOX
- □ 経皮モニター・経皮モニター BOX
- □ 吸引チューブ・吸引ポットライナー（吸引器の中の袋）

図1　ターミナルクリーニングチェックリスト

2 保育器の管理

閉鎖式保育器はNICU特有の医療機器であり、保育器内で治療（採血・ルート確保など）、授乳、排泄、吸引などすべてのケアが実施されるため、汚染を受けやすい医療機器になります。さらに、超早産児・超低出生体重児（ELBW児）においては不感蒸泄を抑える目的で高加湿管理されることがあり、保育器フード内側に結露が生じることもあります（図2）。そのことから、病原微生物が保育器内に持ち込まれた場合、発育至適環境となり得るため適切な感染管理が求められます。

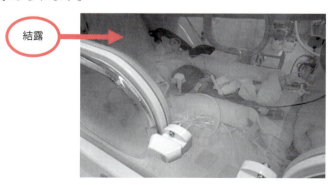

図2　保育器フード内側の結露

ELBW児の急性期は高加湿で管理されている。

1 日常清掃

　保育器は患児の生活環境であり、汚染の危険性も高いため、1日1回以上の日常清掃が必要となります。厚生労働省の通知に「保育器の日常的な消毒は必ずしも必要ではないが、消毒薬を使用した場合には、その残留毒性に十分注意を払うこと。患児を収容中は、決して保育器内の消毒を行わないこと。」と勧告されている[4]ことを理解しておく必要があります。

　清掃手順としては清潔側から不潔側へ行っていく必要があり、頭側から足側へ清拭していきます（図3）。とくに手入れ窓の開閉ボタン、パッキンは高頻度接触面であるため、丁寧にかつ清拭頻度を増やすことも考慮していく必要があります。加湿槽には滅菌水を使用し、24時間ごとに交換を行います。加湿槽は緑膿菌などによる汚染の危険性があるため、交換の際には加湿槽が汚染を受けないように十分注意して行う必要があります。

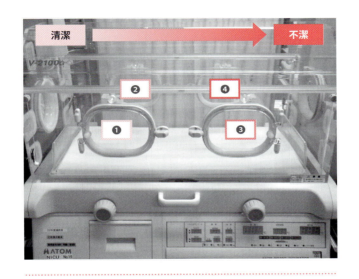

図3　保育器清拭消毒の手順

2 ターミナルクリーニング

　保育器は再使用する医療機器であるため、徹底したターミナルクリーニングの実施が必要となります。保育器の交換頻度については明確な基準はなく、各施設の判断に委ねられており、わが国では1～2週間に1回の頻度で実施しているケースが多いです。保育器交換は定期的な実施と汚染時に実施していきますが、患児への負担が大きい処置であるため、患児の状態をアセスメントし、短時間で安全に実施できるように医師、看護師、臨床工学技士などと連携し、複数名で実施していくことが望ましいです。

　ターミナルクリーニング実施の実際としては、まず保育器の汚染付着と破損の有無を確

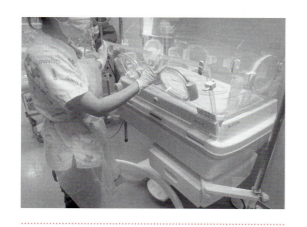

図4　保育器の分解作業

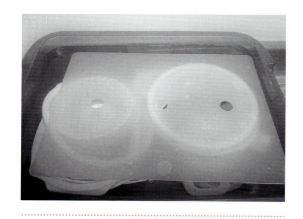

図5　浸漬消毒

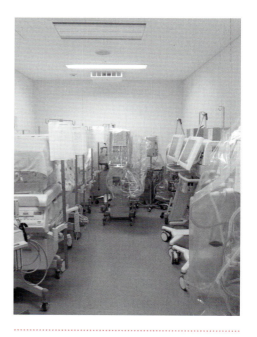

図6　保育器の保管

認し、汚染があった場合には消毒前にしっかりと除去します。保育器は取り扱い説明書に従い分解できる部品はすべて外していきます。分解時には清潔な保育器などから離れたスペースを確保して実施する必要があります（図4）。

分解した部品は洗浄後、低水準〜中水準消毒薬（次亜塩素酸ナトリウム、ベンザルコニウム塩化物など）[5]を使用して浸漬消毒を実施し、部品が消毒薬と十分接触し、浮かないように管理します（図5）。浸漬消毒の実施後は洗浄を実施する必要はなく、清潔な環境で十分に乾燥をさせます。

分解できない部品、浸漬消毒を実施できない部品は清拭消毒を実施していきます。拭き残しがないように丁寧に清拭消毒を実施します。清拭消毒は界面活性剤含有クロスなどを用いて実施していきます。

浸漬・清拭消毒の実施後は手指衛生の実施後手袋を着用し、清潔に組み立てを行っていき、臨床工学技士による点検を実施する必要があります。保管については埃などで汚染を受けないようにカバーを掛け、NICU通路や水場の近くなどは避け、汚染を受けない場所で保管します（図6）[5]。

3 人工呼吸器・呼気吸気変換方式経鼻的持続陽圧呼吸法の管理

　NICUに入室する児は呼吸状態が不安定であり、呼吸をサポートするために人工呼吸器・呼気吸気変換方式経鼻的持続陽圧呼吸法（Nasal Directional Positive Airway Pressure：Nasal-DPAP）を使用するケースが多くあります。直接患児の気道・気管内にアクセスする医療機器であるため、その管理は重要です。

1 人工呼吸器

回路交換

　人工呼吸器の回路交換については、米国疾病管理予防センター（Centers for Disease Control and Prevention：CDC）の『医療ケア関連肺炎防止のためのガイドライン』[6]に定期交換は不要と勧告されています。また、定期的な回路交換が人工呼吸器関連肺炎（Ventilator Associated Pheumonia：VAP）予防にはつながらなく、むしろ頻回な交換が感染の危険性を高めるとの報告[7]があります。重要なのは見た目に汚染していたり、作動不良となった場合にすみやかに回路を交換することです。しかし、わが国では定期的な回路交換日を設けて実施している施設が多いと思われます。頻回でなければ定期的に交換することは問題でなく、汚染を受けた際にはすみやかに交換できる体制作りをしていくことが重要となります。

　人工呼吸器回路の組み立て、交換の際には、手指衛生の実施後手袋を着用し、清潔操作を遵守して実施する必要があります。

人工呼吸器の日常管理

　ベッドサイドに設置されている人工呼吸器が汚染されれば、患児ゾーンの汚染につながります。呼吸状態が安定していない児や吸引が頻回な児が使用している人工呼吸器は、高頻度に接触する医療機器です。そのことから、人工呼吸器は高頻度接触面として日常清掃を実施する必要があり、界面活性剤含有クロスなどを用いて丁寧にかつ清拭頻度を増やすことも考慮します。さらに、吸引実施前には吸引中に触れる可能性のある環境表面の清拭

消毒を実施し、万が一人工呼吸器が汚染を受けていた際に、患児へその汚染を伝播させないための対応が必要となります。

小児においては人工呼吸器の加湿には人工鼻の使用は行われず、加温加湿器が用いられ、回路内に結露が生じることが多くあります。人工呼吸器回路内の結露は患児由来の病原微生物で汚染を受けており、結露除去の際には曝露予防として個人防護具の着用が必要です。

2 Nasal-DPAP

Nasal-DPAP は呼吸状態が不安定な児に対し、その呼吸サポートのために NICU ではよく用いられる医療機器のひとつです。Nasal-DPAP 装着児は無呼吸発作を起こします。また、体動などでプローベが外れてしまうケースも多くあります。そのことから、Nasal-DPAP 装着児は接触回数が多く、児接触前の手指衛生を確実に実施する必要があります。

Nasal-DPAP の回路交換についても明確な基準はなく、見た目に汚染していたり、作動不良となった場合にすみやかに回路を交換することが必要です。回路の組み立て、交換の際には手指衛生の実施後手袋を着用して実施します。加湿器への注水に関して、DPAP 使用中は自動注水が使用できないため、注水の際にも手指衛生の実施後手袋を着用して清潔に実施します。日常清掃については、人工呼吸器に準じて実施する必要があります。

4 吸引器

吸引器本体は直接患児に触れない器材ではありますが、接続チューブ内の分泌物がしっかり吸い上げられていないと吸引器が汚染される危険性が高まります。また、吸引の際には吸引圧ダイヤルに触れるため、清掃の実施は重要となります。

清掃は 1 日 1 回以上と見た目に汚染を受けた際に、吸引圧ダイヤルを中心に界面活性剤含有クロスなどを用いて実施します。吸引瓶内の分泌物は定期的に廃棄する必要はなく、8 分目以下で吸引瓶の交換を実施していきます。使用後の吸引瓶は個人防護具を着用のうえ、分泌物を廃棄し、洗浄を行っていきます。東京慈恵会医科大学附属病院（当院）ではディスポーザブルタイプの吸引瓶（図 7）を使用しており、分泌物に曝露する危険性は少ないため安全性が高いと考えられます。

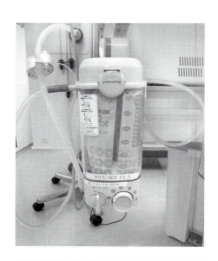

図 7　ディスポーザブルタイプの吸引瓶

5　シリンジポンプの管理

　NICUにおいては微量で薬剤が投与されるため、点滴投与例全例でシリンジポンプが用いられます。さらに、経管栄養ミルクもシリンジポンプを用いられることが多く、シリンジポンプは汚染を受ける危険性が高い医療機器となります（図8）。

　清掃は1日1回以上と見た目に汚染を受けた際に、界面活性剤含有クロスなどを用いて実施する必要があります。

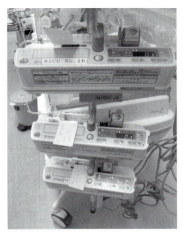
輸液用シリンジポンプ

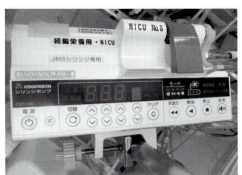
ミルク用シリンジポンプ

図8　シリンジポンプ

6　モニター・パソコン・周辺環境の管理

　前述したとおり、患児ゾーン内は患児由来の病原微生物で汚染されています。モニター・パソコンなどは様々な病原微生物で汚染されているとの報告（表2）[8]があり、その汚染が患児由来のみであれば問題はありませんが、オープンスペースで管理されているNICUにおいては、「患児ゾーンに触れる前」の手指衛生遵守率が100％でない限り患児由来以外の病原微生物が

表2　パソコンの汚染状況

検出菌	検出株数	検出率
黄色ブドウ球菌	18	17.4% (49/282)
緑膿菌	17	
アシネトバクター属	22	

（文献8より作表）

持ち込まれている可能性が否定できないため、その管理は重要です。

　モニター・パソコンなどについては、児のケア中に触れる可能性がある場合は必ずケア前に清拭消毒を実施します。さらに、1日1回以上と見た目に汚染を受けた際に、界面活性剤含有クロスなどを用いて実施します。とくにモニターアラームoffボタンなどは高頻度接触面であるため、重点的に実施する必要があります。

■ **Reference**

1 ）Thom K, Johnson JK, Lee MS et al：Environmental contamination because of multidrug-resistant *Acinetobacter baumannii* surrounding colonized or infected patients. Am J Infection Control 39（9）, 2011, 711-715
2 ）Kramer A, Schwebke I, Kampf G：How long do nosocomial pathogens persist on inanimate surfaces? A systematic review. BMC infect dis 6：130, 2006
3 ）WHO：WHO Guidelaines on Hand Hygiene in Health Care, 2009 http：//apps.who.int/iris/bitstream/10665/44102/1/9789241597906_eng.pdf
4 ）厚生労働省：医療機関における院内感染対策について、医政局地域医療計画課長通知、平成26年12月19日、医政地発1219第1号
5 ）森岡一朗、美島路恵監：ターミナルクリーニング手順書　インキュi、アトムメディカル株式会社
6 ）CDC：Guidelines for Preventing Health-Care-Associated Pneumonia, 2003. MMWR 53（RR03）：1-36, 2004 https：//www.cdc.gov/infectioncontrol/guidelines/pdf/guidelines/healthcare-associated-pneumoniea.pdf
7 ）Kollef MH, Shapiro SD, Fraser VJ et al：Mechanical ventilation with or without 7-day circuit changes. A randomized controlled trial. Ann Intern Med 123（3）：168-174, 1995
8 ）Lu PL, Siu LK, Chen TC et al：Methicillin-resistant *Staphylococcus aureus* and *Acinetobacter baumannii* on computer interface surfaces of hospital wards and association with clinical isolates. BMC Infect Dis 9：164, 2009

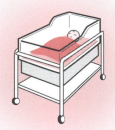

6 NICUの環境整備

7 NICUのMRSA感染対策

森岡一朗

1 MRSAとは？

メチシリン耐性黄色ブドウ球菌（Methicillin-resistant *Staphylococcus aureus*：MRSA）とは、β-ラクタム系抗菌薬であるメチシリンに耐性を獲得した黄色ブドウ球菌のことです。つまり、MRSAによる感染症を発症した場合、通常の抗菌薬では無効のため、MRSAに特化した抗菌薬（抗MRSA薬）を使用してはじめて治療効果が得られます。

2 MRSAの病原性

MRSAの病原性は、皮膚の常在菌である黄色ブドウ球菌と同等であり、健常者の場合、皮膚や口腔などに定着していても、通常は発症しません（「保菌」状態と言います）。そのような菌がなぜこんなに注意を払われるかというと、成人でさえ術後患者や免疫抑制状態の患者ではMRSAの創部感染から敗血症に、そして死亡に至ることもあるからです（発症後に抗MRSA薬の投与が行われない場合のみならず、タイミングを逸すれば、抗MRSA薬の投与が行われても生命の危機に陥ることがあります）。もちろん、免疫機構の未熟な新生児においては、敗血症・血流感染を起こすと生命の危険性が生じます。皮膚感染症［伝染性膿痂疹やブドウ球菌性熱傷様皮膚症候群（Staphylococcus Scaled Skin Syndrome：SSSS）］、肺炎、腸炎、尿路感染症などのいわゆる局所感染症、MRSAの外毒素（細菌が菌体外に放出する毒素）により引き起こされる新生児毒素性ショック症候群様発疹症（Neonatal Toxic Shock Syndrome Like Exanthematous Disease：NTED）などを発症することがよくあり、時に重症化します。

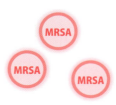

よくある疑問

　MRSAは、児に伝播しても発症しない保菌児となることが多いのに、なぜそこまで厳重な感染管理をする必要があったり、病院の感染制御チーム（Infection Control Team：ICT）が介入するのでしょうか？

　確かにMRSAが伝播しても保菌となる児が多いのは事実です。厳重な感染管理をする一番の理由は、そのMRSAが、発症の危険性が高い超低出生体重児や別の重症児に伝播し、感染症を発症することを防ぐ必要があるからです。児が入院することになった理由（主訴）以外であるMRSA感染症を発症したり、それで死亡したりすると、病院の感染対策の状況を問われることがありますので、病院のICTがその情報収集をしたり、それ以上感染が拡がらないように対策を一緒に考えていくことになります。

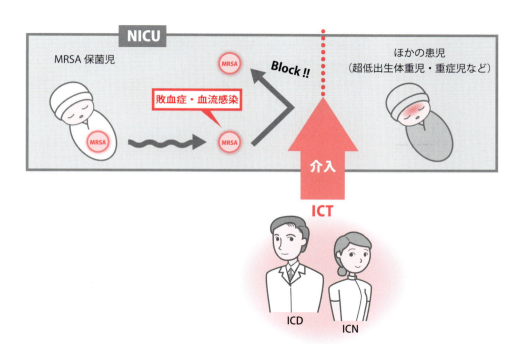

よくある疑問

　鼻腔にMRSAを保菌した児は、NICU退院後もずっとMRSAを保菌しているのでしょうか？

　NICUでMRSAを保菌した児であろうとなかろうと、退院後はもっと多くの菌が存在し、それが定着するようになります。徐々にそれらの常在菌が増加し、MRSAは鼻腔からいなくなっていくことが多いです。

3 なぜ、NICUにおいてMRSA感染対策が重要なのか？

　MRSAは、わが国において、新生児感染症や遅発型敗血症の主要な起因菌です。また、一旦敗血症を発症すると死亡に至る確率の高い菌の代表だからです(表1)[1,2]。そのため、何よりも新生児のMRSAを伝播させないことが、発症を防ぐ感染対策としてNICUでは重要視されます。

表1　新生児感染症の起因菌
A．菌種別新生児感染症発症児数（2016年）n＝828人（106医療機関のデータ）

順位	菌種	人数	割合
1位	表皮ブドウ球菌（CNS）	114人	13.8％
2位	メチシリン感受性黄色ブドウ球菌（MSSA）	108人	13.0％
3位	メチシリン耐性黄色ブドウ球菌（MRSA）	101人	12.2％
4位	カンジダ属	28人	3.4％
5位	緑膿菌	17人	2.1％

（文献1より作表）

B．遅発性敗血症の起因菌（2006〜2008年）n＝42人（神戸大学関連5施設のデータ）

順位	菌種	人数	割合
1位	メチシリン耐性黄色ブドウ球菌（MRSA）	8人	19.0％
2位	メチシリン耐性表皮ブドウ球菌（MRCNS）	5人	11.9％
2位	緑膿菌	5人	11.9％
2位	大腸菌	5人	11.9％

うち死亡：8人（19％）　死亡例の起因菌：MRSA 3人、緑膿菌3人、大腸菌1人、クレブシエラ1人

（文献2より作表）

4 MRSA感染・保菌児の推移と感染対策法の変遷

1 1990年後半から2000年

　全国の約90％の施設のNICUでMRSA感染症が発生し、極低出生体重児の15％がMRSAの医療関連感染によって死亡していたように、わが国のNICUではMRSAが蔓延していました[3]。MRSAの外毒素が原因で発症する前述のNTEDという新生児特有の疾患が確立

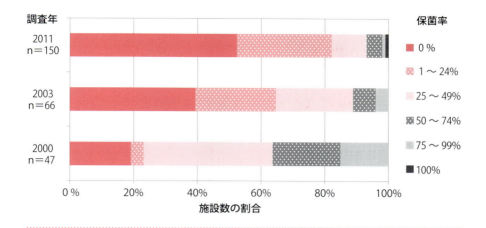

図1　NICUにおけるMRSA保菌率の変化

　最近10年で大きく低下し、2011年に行われた全国調査においては、全国の約半数の施設のNICUでMRSA保菌児がいない現状となっている。

（文献5より）

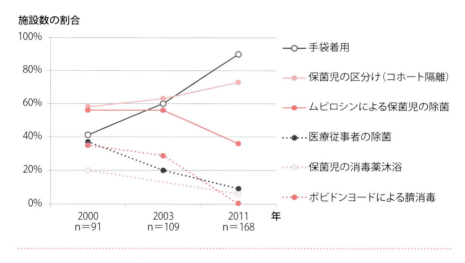

図2　MRSA感染対策法の変遷

（文献5より）

されたのもこの時期です[4]。2000年に行われた全国調査では、約4割の施設がNICU入院中の半数以上の児でMRSAを保菌しているといった驚異的な状況であり、NICUに入院すれば児がMRSAを保菌するという現状でした（図1）[5]。この時期の感染対策は主にMRSA保菌児からMRSAを排除するための感染対策がとられており、ムピロシン（バクトロバン鼻腔用軟膏®）による保菌児や医療従事者の除菌、ポビドンヨードによる臍消毒、消毒薬沐浴が行われていました（図2）[5]。

2　2000年以降

　2000年に入り、処置時の手袋の着用や保菌児・非保菌児を区分けするコホート隔離（コホーティング）を行うことが増加しはじめ（図2）[5]、感染予防のための早期の母子皮膚接触や母乳栄養の推奨が行われはじめました。2002年に米国疾病予防管理センター（Centers for Disease Control and Prevention：CDC）から『医療現場における手指衛生のためのガイドライン』が出版され、擦式アルコール製剤による手指衛生がわが国にも導入され、普及しはじめました。2000〜2010年の10年間で手指消毒薬はポビドンヨードやベンザルコニウム塩化物からアルコールおよび石けんに変化しました（図3）[5]。

　2011年に行われた全国調査においては、全国の約半数の施設のNICUでMRSA保菌児や感染児がいないのが現状となっており、各施設のMRSA保菌児の減少は顕著になっています。これはICTを持つ施設の増加や、手袋の着用や保菌児・非保菌児を区分けするコホート隔離、擦式アルコール製剤による手指衛生などの統一化されたMRSA感染対策が普及した効果の可能性があります（図1）[5]。しかし、各施設でMRSA保菌率は低下していても、MRSAは依然、新生児感染症・敗血症の最大の起因菌であることに変わりはありません。

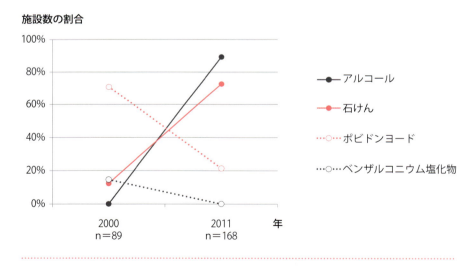

図3　手指消毒薬の変化
　ここ10年間で手指消毒薬はポビドンヨードやベンザルコニウム塩化物からアルコールおよび石けんに変化した。

（文献5より）

> **よくある疑問**
>
> わが国の NICU で MRSA 保菌児が減っていると聞きますが、MRSA に対する注意度を減らしてもいいのでしょうか？
>
> 確かにここ最近は NICU で MRSA 保菌児が減っているということは事実です。これは1990年代から20年間の大きな成果であり、わが国の感染対策が成功していることを示しています。しかしながら、油断は禁物です。感染対策や意識を少しでも緩めると、また MRSA の蔓延という事態になってしまいます。

5　現在の MRSA 感染対策

MRSA の感染経路は、主に「医療従事者の手指を介した直接接触感染」や「汚染された環境表面を介した間接接触感染」があります。MRSA が児に感染しても発症せず、保菌となり一見わからないことも多いことから、多くの NICU では、MRSA サーベイランス（積極的監視培養）を取り入れています。

感染や保菌が確認された児の処置やケアの前後の手指衛生を徹底し、個室隔離をすることが望ましいですが、個室の数が不足しやむを得ない場合は、MRSA が検出されている児を集めるコホート隔離を行います。

個室隔離やコホート隔離エリアへ入る前には、手指衛生を行い、ガウン（長袖エプロン）、手袋を着用します。気管吸引や気管挿管のとき、血液・体液・分泌物・排泄物のはね返りや飛散の可能性がある場合は、適宜サージカルマスク、ゴーグル（フェイスシールド）も使用します。エリアから出る前にエリア内でガウン（長袖エプロン）を外し、感染性廃棄物として廃棄し、手指衛生を行います（接触予防策）。

> **よくある間違い**
>
> 手袋を着用し、手袋の上から手指衛生を行っていることをよく見かけます。また、個室隔離やコホート隔離エリアに入った後に処置やケアのための物品を忘れたことに気付き、ガウン（長袖エプロン）を着たまま取りに行ってしまうことがあります。しかし、これらの行為は間違いです。
>
> 手袋は洗って再使用しないという原則があります。さらに、手袋が破損する原因となったり、アルコール製剤を乾燥させずに濡れたまま使用すると消毒効果が低くなります。ガウン（長袖エプロン）は隔離エリア内でどこに触れたかわかりません。そのため、どちらの行為も行うことのないように注意が必要です。

6　MRSA 感染対策の実際

 MRSA サーベイランス（積極的監視培養）

　サーベイランスとは、医療関連感染の予防を目的として、医療関連感染の発生に関するデータを収集、分析し、フィードバックする活動です。わが国では MRSA 感染症が依然多いので、MRSA を対象にしてサーベイランス［積極的監視培養（Active Surveillance Culture）］を行うことがよくあります。その目的は MRSA 保菌を早期に発見し、接触予防策をし、他の入院児への伝播や感染症の発症を予防することにあります。したがって、入院患児全員に検査を行う必要があります。

サーベイランス方法の1例（神戸大学医学部附属病院）

① MRSA 選択培地を使用する。
② 全入院患児に入院時と1週間ごとに定期的に鼻腔 MRSA スクリーニングを行い、発生をモニタリングする。
③ 他院からの搬送児の入院時にスクリーニングを行い、培養検査で MRSA 陰性を確認されるまで、先制的に接触予防策を実施する。

間違い

　MRSA サーベイランスは保菌の発生を早期に発見できることもありますが、過信は禁物です。MRSA 伝播の予防には、日頃からの手指衛生や標準予防策が何よりも重要です。

2 先制的接触予防策

　他院で出生し、搬送されて入院する新生児はMRSAを保菌しているかどうかわかりません。そこで、入院時にMRSAの積極的監視培養を行いますが、培養の結果が出るまでには数日かかります。結果が判明するまで、保菌していることを前提に接触予防策を行っておくことを、"先制的接触予防策（Pre-emptive Contact Precaution）"と言います。神戸大学医学部附属病院では、2008年にこれを導入することで、MRSAのアウトブレイクを終息することができた実績があります[6]。入院時から培養結果の陰性が判明するまでの間に、院外出生児による持ち込みMRSAの院内での水平伝播を抑えられたことや、院外出生児への先制的接触予防策の導入がスタッフのMRSA伝播の危機意識を高めた、といった効果によるものと考えています。

> **よくある間違い**
> 　全入院患児に接触予防策を行えば感染予防ができる、と考えてしまうことがあります。しかし、入院患児全員に接触予防策を行うと、すべき種々の行為が増えてしまい、手指衛生の遵守率が低下したり、手袋や個人防護具の間違った使用方法が増え、逆に伝播／感染が拡大することがあり、全入院患児に接触予防策を行うことは推奨されません。

3 個室隔離

　接触予防策としての隔離では、個室隔離が望ましいとされます。しかし、成人・小児などの一般病棟では個室隔離をすることも可能と思いますが、NICUや回復治療室（Growing Car Unit：GCU）では個室は限られていますので、次項のようなコホート隔離をすることが多いです。

4 コホート隔離（コホーティング）

　NICU／GCUではワンフロアのことが多いので、MRSA感染や保菌児を特定のエリアに集めることをコホート隔離と言います（図4）。これにより保菌児と非保菌児を明確に区別して、接触予防策を行い、伝播の拡大を防ぎます。

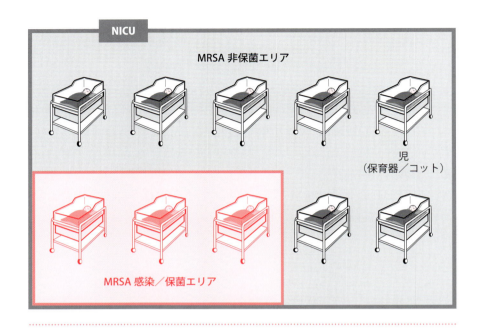

図4　コホート隔離の例

よくある間違い

MRSA感染や保菌児を隔離し、接触予防策をすることだけでは、MRSAの伝播を防ぐことはできません。医療従事者全員が情報を共有し、感染対策の意識を高めることも重要です。MRSA保菌児の家族にも十分な説明を行い、協力を得る必要があります。

5　手指衛生と個人防護具

手指衛生と手袋の着用などの実際と注意点を以下に示します[7]。

- MRSA保菌や感染児の隔離エリアへ入る前と出た後には手指衛生を行う。
- MRSA保菌や感染児の隔離エリアへ入る時には使い捨て手袋とガウン（長袖エプロン）を着用する。隔離エリアから出る前には手袋とガウン（長袖エプロン）を外し、エリア内に設置している感染性廃棄物ボックスに捨てる。

7　NICUにおけるMRSA保菌と感染症についての見解と提言（2014年）

　2014年に日本小児科学会・日本未熟児新生児学会（現、日本新生児成育医学会）より、次のような『NICUにおけるMRSA保菌と感染症についての見解と提言（一部改変）』が発表されています[8]。

1．入院中の児のMRSA保菌については、医療スタッフと面会者の手指衛生対策を遵守し、その伝播防止に努める。

　最近のMRSA伝播防止対策として、アルコールベースの手指消毒薬使用、処置時の手袋着用と保菌児の区分けが有効であることが報告されている[5]。これらの一般化した対策により、NICU従事者は入院中の児のMRSA保菌率の減少に努めなくてはならない。

2．NICUに入室児のMRSA保菌率の低下によりMRSA感染症は減少してきたが、NICUではMRSA感染症が起こりうることを家族に説明し、良好な関係が維持できるように努める。

　NICUに入室する児における超・極低出生体重児の感染症としてはMRSAを含めた黄色ブドウ球菌が最大の原因である。NICUでは黄色ブドウ球菌による感染症発症のリスクがあることを患者家族に提示し理解を得ることが必要である。

3．MRSA感染症については、早期診断と適切な抗菌薬使用により重篤な結果にならないように努める。

　MRSA保菌率は低下していても、依然MRSA感染症による死亡例は起こりうる。NICUに入室する児は急激にMRSA感染症が重篤化することがあるので、早期診断と適切な抗MRSA薬の使用が必要である。

4．NICUにおいてアウトブレイクおよび死亡例が発生した際は、病院感染制御チーム（ICT）と共同で対応し、保健所を含めた公的な報告が遅れないようにする。

　2011年6月17日に厚生労働省医政局指導課長通達（医政指発0617号）によって、病院内において多剤耐性菌の感染アウトブレイク（目安として10名以上となった場合）および死亡例が発生した際に保健所に通知することが義務づけられた[9]。これら死亡例やアウトブレイクが発生した場合は、速やかにICTおよび病院長への連絡を行い、必要の際は遅れないように、保健所にも報告しなくてはならない。また、NICUにおけるMRSA感染症発生に対しては、ICTと共同し適切な対応を行うことが必要である。

5．感染症発生に伴う NICU の病床稼働制限については、地域の周産期医療の現状を考慮した対応を行う。

現在の日本の周産期医療、特に新生児医療については、限られた病床と医療スタッフによって行われている。したがって、病床の稼働制限については、それぞれの地域への影響を慎重に考慮しつつ、最大限の効果が得られる方法を見出す必要がある。

> **よくある イメージ**
>
> 「MRSA の死亡例の発生＝病院長や ICT 長からの謝罪会見」、「MRSA の病棟内でのアウトブレイク＝病棟閉鎖」のイメージがあります。これらは必ずしもイコールではありません。関連各部署などと十分話し合い、総合的に判断する必要があります。

8 NICU における MRSA アウトブレイク時の対応

MRSA のアウトブレイクが発生した際には、ICT と相談のうえ、以下の対応を行う必要があります。

- 手指衛生遵守率の向上
- コホート隔離を含む隔離管理の徹底
- 適切な監視培養の実施
- 分子疫学的手法などによる感染経路の科学的解析
- 地域病院とのコミュニケーション（搬送受け入れ病院）

> **よくある 悩み**
>
> 「言われているような MRSA 感染対策を厳重に行っているのですが、MRSA のアウトブレイクや MRSA 感染症が発生してしまいます…」という悩みをしばしば経験します。現在の施設や現場の状況を客観的に見て、なぜこのようなことが起こっているのかの原因や理由を考えましょう。決められた画一的な対策以上に、各々の施設や現場に応じ工夫された感染対策がその早期終息の手助けとなることがあります。

■ **Reference** ··

1）厚生労働省：院内感染対策サーベイランス事業　新生児集中治療室部門，公開情報2016年1〜12月年報
2）Morioka I, Morikawa S, Miwa A et al：Culture-proven neonatal sepsis in Japanese neonatal care units in 2006-2008. Neonatology 102（1）：75-80, 2012
3）Kitajima H：Prevention of methicillin-resistant *Staphylococcus aureus* infections in neonates. Pediatr Int 45（2）：238-245, 2003
4）Takahashi N, Nishida H, Kato H et al：Exanthematous disease induced by toxic shock syndrome toxin 1 in the early neonatal period. Lancet 351（9116）：1614-1619, 1998
5）Morioka I, Takahashi N, Kitajima H：Prevalence of MRSA colonization patients in Japanese neonatal care units in 2011. Pediatr Int 56（2）：211-214, 2014
6）Morioka I, Yahata M, Shibata A et al：Impact of pre-emptive contact precautions for outborn neonates on the incidence of healthcare-associated methicillin-resistant *Staphylococcus aureus* transmission in a Japanese neonatal intensive care unit. J Hosp Infect 84（1）：66-70, 2013
7）厚生労働科学研究事業：NICUにおける医療関連感染予防のためのハンドブック第1版、分担研究者　北島博之、2011、p46-49
8）日本小児科学会、日本未熟児新生児学会：新生児集中治療室（NICU）におけるメチシリン耐性黄色ブドウ球菌（MRSA）保菌と感染症についての見解と提言 2014. 日小児会誌 118（5）：巻頭5-7、2014
9）厚生労働省：医療機関等における院内感染対策について、医政局指導課長通達、平成23年6月17日、医政指発0617第1号　http://www.nih-janis.jp/material/material/mhlw_notice_20110617.pdf

8 NICUの抗菌薬適正使用

久田　研

1　抗菌薬適正使用の考え方

1　なぜ抗菌薬の適正使用が必要なのか？

　抗生物質であるペニシリンが開発されて以来、新たな抗菌薬が開発されれば、それに対する耐性菌（抗菌薬が効かない菌）が出現するという構図を幾度となく繰り返してきました[1]。新規抗菌薬が頻繁に開発される時代であれば、新たに開発された抗菌薬を用いることで耐性菌による感染症を克服することができました。しかしながら、近年、新たに開発される抗菌薬の数は年々減少してきており、耐性菌による感染症治療に苦慮することが増えてきています。実際、米国では、毎年200万人以上もの患者が耐性菌による感染症を起こし、少なくとも2万人を超える死亡が推定されています。また、耐性菌と感受性菌（抗菌薬が効く菌）では、耐性菌による感染症の死亡率の方が2～3倍程度高くなることが指摘されています。

　米国感染症学会（Infectious Diseases Society of America：IDSA）は、耐性菌に立ち向かうための重要な4つの手段として、

❶ 感染症の予防と耐性菌の伝播防止
❷ 耐性菌の状況の把握
❸ 抗菌薬の適正使用
❹ 新薬あるいは検査法の開発

の必要性を指摘しています[2]。耐性菌を広げないための手指衛生を中心とした感染対策の徹底、抗菌薬の不適切使用による耐性菌の出現を抑制するための抗菌薬の適正使用は、個々の医療従事者にもできることです。抗菌薬の適正使用とは、現在、そして未来を耐性菌の脅威から守るために必要な手段のひとつなのです。

2 NICUにおける抗菌薬の適正使用の必要性

　グローバルな意味において、抗菌薬の適正使用が耐性菌制御に必要なことを述べましたが、抗菌薬を漫然と使用することが、常在細菌叢の確立していない新生児では、とくに様々なリスク（有害事象）を招くことも認識しておくことが大切です（表1）[3]。NICUにおける抗菌薬の不適切な使用は、耐性菌の増加や侵襲性カンジダ感染症のリスクとなります。

表1　NICUにおける抗菌薬使用とそのリスク（有害事象）

Study	対象	施設数	抗菌薬使用	リスク（有害事象）	Odds Ratio（95% Confidence Interval）	文献
Cotten et al	5,693名（<1,000g）	19	血液培養陰性例に対する5日間以上の抗菌薬	NEC or 死亡	1.50（1.22–1.83）	Pediatrics 123：58–66, 2009
				NEC	1.34（1.04–1.73）	
				死亡	1.86（1.45–2.39）	
Kuppala et al	365名（<1,500g）	3	血液培養陰性例に対する5日間以上の抗菌薬	NEC、LOS or 死亡	2.66（1.12–6.30）	J Pediatr 159：720–725, 2011
				LOS	2.45（1.28–4.67）	
Cotten et al	3,702名（<1,000g）	12	第3世代セファロスポリン or カルバペネム使用	侵襲性カンジダ感染症	Hazard ratio 1.68	Pediatrics 118：717–722, 2006
Saiman et al	370名（<1,000g）	6	第3世代セファロスポリン使用	カンジダの保菌	1.85（1.24–2.77）	Pediatr Infect Dis J 20：1119–1124, 2001
Lee et al	530,162名（>1,500g）	—	第3世代セファロスポリン、カルバペネム、チカルシリン*、ピペラシリン使用	侵襲性カンジダ感染症	1.6（1.10–2.40）	Pediatr Infect Dis J 32：222–226, 2013
de Man et al	436名	2	Empiricとしてのセフォタキシムとトブラマイシン使用	耐性菌の保菌	セフォタキシム 18.0（5.6–58.0）	Lancet 355：973–978, 2000

NEC：壊死性腸炎　　LOS：遅発型敗血症
＊　チカルシリンは日本では未発売。

（文献3より改変）

5日間以上の抗菌薬の使用は、壊死性腸炎（Necrotizing Enterocolitis：NEC）や遅発型感染症、死亡率上昇といったリスク（有害事象）を高めることがあります。また、耐性菌の保菌者がリザーバーとなり、NICU内の耐性菌の蔓延につながります。NICUでの抗菌薬の適正使用は、耐性菌制御の観点とともに、常在細菌叢の破綻による真菌感染の抑制、NECや遅発型感染症の発症を軽減するためにも重要です。

3　抗菌薬適正使用におけるNICUのジレンマ

　新生児において、無呼吸、呼吸急迫、多呼吸、低血圧、体温の不安定といった臨床症状は、必ずしも敗血症に特異的な症状ではありません。敗血症の初期症状に乏しい場合もあります。したがって、避けなければならないのは、抗菌薬適正使用を推進するあまり、治療開始が遅延したり、狭域抗菌薬のために選択した抗菌薬が無効であったりすることです。治療の遅延は、予後に直結します。時には臨床医のgut feeling（直感）も抗菌薬の開始には必要となります。しかしながら、それにより抗菌薬の使用量が増えることもまた事実です。適切なタイミングを逸脱せず、有効な抗菌薬を開始しながら、いかに抗菌薬の適正使用に努めるか、次の『NICUにおける抗菌薬適正使用の実際』で示します。

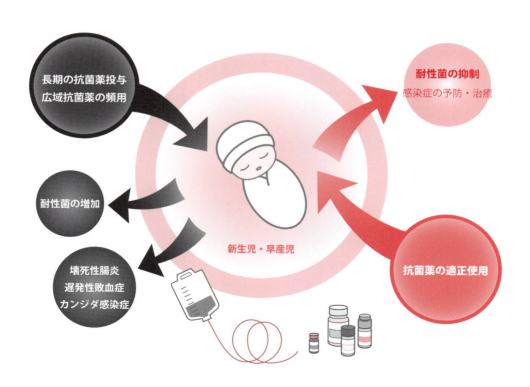

2 NICUにおける抗菌薬適正使用の実際

◯ Step 1　感染巣の検索と培養検査

　NICUにおける抗菌薬の適正使用の基本は、検査からの診断と治療ではなく、臨床症状をもとにタイミングを逸脱しない有効な抗菌薬の開始と、開始した抗菌薬治療の効果判定、起因菌同定後の推奨薬への変更、そして、不要な抗菌薬の中止です。したがって、感染源の特定、起因菌の同定ならびに薬剤感受性検査に欠かせない培養検査は、抗菌薬開始前の必須項目となります。とくに、血液培養は、血流感染の有無で抗菌薬投与期間が変わることから重要です。血液培養ボトルに入れる血液量が0.5mL程度の場合、低いレベルの菌血症（≦4 cfu/mL）を確実に検出できない可能性があります。このため、敗血症が疑われる場合には、最低1 mLの血液培養が推奨されています[4]。NECなどの腹腔内感染症以外で嫌気性菌が分離されることは少ないことから、施設によっては、採血量が限られる体重が1 kg未満の児に対しては、好気ボトルのみを提出することで採取量を確保しています。

　適切な血液採取量とセット数は、菌血症の検出感度を上げます。また、皮膚常在菌が検出された場合、1セットでは、コンタミネーション（汚染菌）か起因菌かの判定が困難となります。NICUでも血液培養2セット採取を基準とすることで、コンタミネーションの判定、血液培養結果に基づく抗菌薬の中止などの効果につながります。新生児領域でも、可能な限り血液培養2セット採取を心がけます。

　新生児の早発型感染症に対して、髄液検査をルーチンに実施するかどうかの明確な結論は出ていません。新生児の髄液検査は検査に伴うリスク（有害事象）が高いものの頻度は低いとされます。しかし、菌血症における髄膜炎合併は23％と高いとする報告や、髄膜炎の38％以上で血液培養が陰性との報告もあります。したがって、髄液培養は、血液培養が陽性の場合、臨床症状や検査から敗血症を強く疑う場合、治療にもかかわらず状態が悪化する場合に実施することが推奨されています[4]。また、後述する経験的治療の選択においても髄膜炎の有無が大切なため、可能な限り実施します。ただし、臨床症状が不安定な場合には、児の呼吸循環動態を安定化させることが優先されることは言うまでもありません。

◯ Step 2　経験的治療の開始

　理想的な抗菌薬選択は、抗菌薬の耐性化の選択圧をかけることなく、頻度の高い菌をカバーできることです。2006〜2008年に実施された海外の調査で[5]、早発型感染症からの分離菌の薬剤感受性はベンジルペニシリン（PCG）or ゲンタマイシン（GM）に94％、アモキシシリン（AMPC）or セフォタキシム（CTX）に100％感受性を有していました。また、遅発型感染症においてもAMPC or GMに96％、AMPC or CTXに93％感受性があり、早発型、

遅発型を問わずアンピシリン（ABPC）＋GMで十分カバー可能なことが示されています。CTXは、リステリア菌以外にエンテロコッカス属、アシネトバクター属などにも効果がなく、緑膿菌や大腸菌以外のエンテロバクター科（腸内細菌科）にもしばしば耐性が見られることから、髄膜炎の可能性が低い場合にはABPC＋GMが経験的治療として最もよいとされます。また、B群溶連菌（Group B *Streptococcus*：GBS）とリステリア菌に対して、ABPC＋GMが相乗効果を有することも、ABPC＋GMを推奨する根拠となっています。なお、近年、市中での増加が懸念されている基質特異性拡張型βラクタマーゼ（Extended Spectrum β Lactamase：ESBL）産生菌の動向には注意が必要です。一般的にESBL産生菌に対する治療はカルバペネム系抗菌薬ですが、ESBL産生菌を懸念して経験的にカルバペネム系抗菌薬を安易に使用することは、抗菌薬適正使用の観点からも避けたいものです。アミノグリコシド系抗菌薬はESBL産生菌であっても、感受性を有していることが多いとされます。

遅発型感染症については、病院の環境細菌の影響を受けるため、病院によって分離菌種や薬剤耐性が異なります。このため、自施設のアンチバイオグラムを参考に経験的治療を選択することになります。そのためにも、自施設の分離菌頻度やアンチバイオグラムを把握しておく必要があります。順天堂大学医学部附属順天堂医院（以下当院）では抗菌薬適正使用、環境整備、感染対策の普及により、2009年以降、緑膿菌や真菌は分離されなくなりました。このため、出生体重や臨床症状、メチシリン耐性黄色ブドウ球菌（Methicillin-resistant *Staphylococcus aureus*：MRSA）の保菌状況などから、軽症の場合にはABPC＋GMを、重篤な場合には［CTX or セフタジジム（CAZ）or ピペラシリン/タゾバクタム（PIPC/TAZ）］±バンコマイシン（VCM）を経験的抗菌薬として選択し、血液培養の結果をもとに、de-escalation（広域抗菌薬から最も効果のある狭域抗菌薬への変更）をしています。抗真菌薬はほとんど使用する機会がありません。

> **質問**
> アンチバイオグラムとは、院内で検出された細菌のデータを集め、抗菌薬の効く・効かない（感受性）のパターンを示したものです。その場所での感受性パターンを把握していないと、初期の適切な抗菌薬選択ができません。

● Step 3　起因菌別の抗菌薬選択

　血液培養結果にもとづいたde-escalationは、抗菌薬適正使用の最も重要な項目のひとつです。Step 1で述べた感染巣検索と起因菌同定のための培養検査が実施されていないと、感染巣も起因菌も判らず、経験的治療として選択した広域抗菌薬を漫然と使用し続けなければならなくなり、結果的に抗菌薬の不適切使用になってしまいます。このような事例が

表2　起因菌同定後の推奨抗菌薬

分離菌	第一選択薬
Staphylococcus aureus（MSSA）	CEZ[*1]
Staphylococcus aureus（MRSA）	VCM
Group B Streptococcus（GBS）	ABPC＋GM
Enterococcus faecalis	ABPC±GM
Enterococcus faecium	VCM±GM
Escherichia coli[*2]	CTX
Klebsiella pneumoniae[*2]	CTX
Listeria monocytogenes	ABPC＋GM
Pseudomonas aeruginosa	PIPC＋GM もしくは CAZ＋GM
Enterobacter cloacae	病態や感染臓器により異なる[*3]
Serratia marcescens[*4]	CTX±AMK

CEZ：セファゾリン　　VCM：バンコマイシン　　ABPC：アンピシリン　　GM：ゲンタマイシン
CTX：セフォタキシム　　PIPC：ピペラシリン　　CAZ：セフタジジム　　AMK：アミカシン
＊1　髄液移行性なし。　　＊2　Escherichia coli、Klebsiella pneumoniae は ESBL 産生菌に注意する。
＊3　抗菌薬投与下でβラクタマーゼ（AmpC）産生能が亢進し、第三世代セファロスポリン系抗菌薬治療中に無効となることがある。
＊4　多剤耐性を示すことがあるため、薬剤感受性結果を必ず確認する。

NICU では多いかと思います。
　起因菌が同定された後に推奨される抗菌薬を表2に示します。

● Step 4　治療期間の設定

　新生児に限らず、感染症の治療期間は、感染源と起因菌によって異なります。したがって、適切な感染症の管理を実施するうえで、感染源と起因菌の検索は、新生児であっても必要不可欠な要素であることは言うまでもありません。中途半端な治療は再燃の危険性を高くします。炎症反応（CRP）の数値だけを抗菌薬中止の基準にすると、治療が中途半端になったり、逆に、長期化してしまうこともあります。

治療期間の基本的な考え方
- 一般的に特定の感染巣のない菌血症 ➡ 最低10〜14日間[6]
- GBS 髄膜炎 ➡ 最低14日間[7]
- グラム陰性菌性髄膜炎 ➡ 最低21日間、もしくは培養陰性確認後14日間[7]
- 適切な採取量の血液培養が陰性で、臨床症状が改善している場合 ➡ 培養陰性48時間後に抗菌薬終了

血液培養陰性例に対する治療期間の明確な基準はありません。予防的に母親へ抗菌薬が投与されている場合には、血液培養が偽陰性となる懸念もあります。このため、血液培養陰性例に対する抗菌薬の投与期間は、臨床経過とともに長期の抗菌薬投与による弊害を考慮したうえで決定する必要があります。一般的に新生児の起因菌は48時間以内に血液培養が陽性化すると言われています[8]。したがって、血液培養が48時間陰性で臨床症状が改善していれば、抗菌薬は中止可能です[9]。

　2009年以降、当院のNICUでは血液培養2セット採取率が向上しています。1セット採取に比べ、2セット採取では、48～72時間後に血液培養陰性を確認した後、抗菌薬を中止する割合が増加し、抗菌薬の適正使用につながっています。NICUでは、敗血症を疑う非特異的な臨床症状が出現した時点で抗菌薬を開始することも少なくないと思います。抗菌薬投与開始の閾値は低くていいと思います。しかし、その代償として、積極的に血液培養2セットを採取し、2セット陰性ならば抗菌薬投与を終了する、それがタイミングを逸脱しない抗菌薬の開始と抗菌薬適正使用につながると考えます。

● Step 5　抗菌薬適正使用（Antimicrobial Stewardship）

　抗菌薬適正使用というと、とかく正しい抗菌薬の使い方に意識が集中してしまいがちですが、抗菌薬が合理的、効果的に最大限使用できるように他職種と連携した多方面からのアプローチも大切です。アンチバイオグラムに関与する微生物検査室、治療薬物モニタリング（Therapeutic Drug Monitoring：TDM）の中心となる薬剤師、抗菌薬適正使用推進プログラム（Antimicrobial Stewardship Program：ASP）を統括するICTとの協調は、抗菌薬の適正使用を推進するうえで最も重要です。

　さらには、耐性菌伝播防止としての感染対策の徹底、感染源として最も重要な中心静脈カテーテルの適切な利用も、結果的には抗菌薬適正使用につながります。抗菌薬を適正に使用していても、標準予防策がおろそかで、耐性菌の水平伝播が頻繁に起きていては意味がありません。中心静脈カテーテル関連血流感染（Central Line-Associated Bloodstream Infection：CLABSI）の発生の多くは、挿入手技ならびに挿入後の管理に影響を受けます。せっかく抗菌薬適正使用に努めても、感染が多くては意味がありません。適切な中心静脈カテーテル（Central Venous Catheter：CVC）バンドルもしくは管理専門チームの存在によって、CLABSIを抑制することも抗菌薬適正使用のアプローチのひとつです。

> **よくある間違え**
>
> 　抗菌薬適正使用だからといって、抗菌薬投与を躊躇する場面が見受けられます。"待てる病態"と"待てない病態"を考え、必要ならば広域抗菌薬を選択することもNICUでは必要です。それよりも、感染臓器と起因菌の探索に力を入れて下さい。とくに、血液培養（可能な限り2セット）は、抗菌薬の中止や変更、適切な治療期間の設定に大切です。

NICUでの抗菌薬の適正使用例と教育例
（順天堂大学医学部附属順天堂医院）

1．抗菌薬投与が必要な患児の鑑別
- CRPだけにとらわれず臨床症状を大切にする
- 感染臓器を推定する
- "待てる病態"と"待てない病態"を理解する
- 抗菌薬開始前に2セットの血液培養を採取する
- カテーテル先の単独培養をしない
- 予防的な抗菌薬投与の抑制

2．アンチバイオグラムの活用
- 自施設のアンチバイオグラムの活用と抗菌薬選択
- 経験的治療におけるカルバペネム系抗菌薬の抑制

3．適切な抗菌薬の投与量と投与間隔
- バンコマイシンとアミノグリコシド系抗菌薬のトラフ値測定
- 抗菌薬の適切な投与量と投与間隔の施設内での統一化（表3）

4．培養結果のチェックと抗菌薬の変更
- 微生物検査室との連携
- 培養結果にもとづく狭域抗菌薬への変更（de-escalation）
- 47〜72時間後の血液培養再検による陰性化確認

5．培養結果と臨床症状から抗菌薬の中止を総合的に判断
- 感染臓器と起因菌から治療期間の設定
- 48時間血液培養2セット陰性の場合には抗菌薬中止を検討

6．耐性菌伝播予防・感染予防
- ICT、ASPとの協調
- CVCポリシー、VAPバンドル

CRP：C反応性蛋白質　　ICT：感染制御チーム　　ASP：抗菌薬適正使用
CVC：中心静脈カテーテル　　VAP：人工呼吸器関連肺炎

表3 新生児の各種抗菌薬投与量［参考］
(順天堂大学医学部附属順天堂医院 抗菌薬ポケットマニュアルより改変)

略号	一般名	体重≦2,000g 日齢7以内 投与量	間隔	体重≦2,000g 日齢7以降 投与量	間隔	体重>2,000g 日齢7以内 投与量	間隔	体重>2,000g 日齢7以降 投与量	間隔	日齢28以降 投与量	間隔	備考 (※Men：髄膜炎)
PCG (U/kg)	ベンジルペニシリン	10万	12h	10万	8h	10万	8h	10万	6h	10万	6h	上段 GBS髄膜炎
		5万		5万		5万	12h	5万	8h	5万		下段 先天性梅毒
ABPC	アンピシリン	50	12h	50	8h	50	8h	50	8h	50	6h	75～100mg/kg/回 6時間毎(Men)
PIPC/TAZ	ピペラシリン/タゾバクタム	100	8h	80	6h	80	6h	80	6h	80	6h	―
CEZ	セファゾリン	25	12h	25	12h	25	12h	25	8h	25	8h	
CTX	セフォタキシム	50	12h	50	8h	50	12h	50	8h	50	6h	75mg/kg/回 6時間毎(Men)
CAZ	セフタジジム	50	12h	50	8h	50	12h	50	8h	50	8h	
CFPM	セフェピム	50	12h	50	8h	50	8h	50	8h	50	8h	―
MEPM	メロペネム	20	12h	20	8h	20	8h	30	8h	30	8h	40mg/kg/回 8時間毎(Men)
VCM*	バンコマイシン	12.5	12h	15	12h	18	12h	22	12h	20	8h	20mg/kg/回 8時間毎(Men)

略号	一般名	出生週数<30週 日齢14以内 投与量	間隔	出生週数<30週 日齢15以降 投与量	間隔	出生週数30～34週 日齢10以内 投与量	間隔	出生週数30～34週 日齢10以降 投与量	間隔	出生週数≧35週 日齢7以内 投与量	間隔	出生週数≧35週 日齢7以降 投与量	間隔
AMK*	アミカシン	15	48h	15	24h	15	24h	15	24h	15	24h	17.5	24h
GM*	ゲンタマイシン	5	48h	5	36h	4.5	36h	5	36h	4	24h	5	24h

* VCM、AMK、GMは、トラフ値を測定し増減すること。
注 本投与量は、腎機能が正常な場合のもの。
(Nelson Textbook of Pediatrics, Feigin and Cherry's Textbook of Pediatric Infectious Diseases, The Sanford Guide to Antimicrobial Therapy より一部改変)

■ **Reference** ....

1) CDC：Antibiotic Resistance Threats in the United States, 2013 www.cdc.gov/drugresistance/pdf/ar-threats-2013-508.pdf
2) Infectious Diseases Society of America (IDSA)：Combating antimicrobial resistance：policy recommendations to save lives. Clin Infect Dis 52 (Suppl 5)：S397-S428, 2011
3) Cantey JB, Patel SJ：Antimicrobial Stewardship in the NICU. Infect Dis Clin North Am 28（2）：247-261, 2014
4) Polin RA；Committee on Fetus and Newborn：Management of neonates with suspected or proven early-onset bacterial sepsis. Pediatrics 129（5）：1006-1015, 2012
5) Muller-Pebody B, Johnson AP, Heath PT et al：Empirical treatment of neonatal sepsis：are the current guidelines adequate? Arch Dis Child Fetal Neonatal Ed 96（1）：F4-F8, 2011
6) Nizet V, Klein JO：Bacterial sepsis and meningitis. In：Remington JS, Klein JO, Wilson Christopher B et al, V, eds. Infectious Diseases of the Fetus and Newborn Infant, 7th ed, Philadelphia, PA, Saunders, 2010, p222-275
7) Pickering LK, Baker CJ, Kimberlin DW et al eds：Red Book：2009 Report of the Committee on Infectious Diseases, 28th ed, Elk Grove Village, IL, American Academy of Pediatrics, 2009
8) Garcia-Prats JA, Cooper TR, Schneider VF et al：Rapid detection of microorganisms in blood cultures of newborn infants utilizing an automated blood culture system. Pediatrics 105（3 Pt 1）：523-527, 2000
9) Lutsar I, Chazallon C, Carducci FI et al：Current management of late onset neonatal bacterial sepsis in five European countries. Eur J Pediatr 173（8）：997-1004, 2014

9 面会時の感染対策

久田　研

1 母親との面会〜カンガルーケア時の感染対策

　NICUに入院する新生児は、入院が長期化しやすく、愛着形成の観点からも家族の十分な面会やカンガルーケア（Skin-to-Skin Care：SSC）は大切です。各医療機関の現状と人員配置に見合った対応を考え、プライバシーを守るとともに、感染対策に努める必要があります。

1 面会時の対策

　面会者に、発熱、呼吸器症状（咳嗽・鼻汁）、消化器症状（下痢・吐き気・嘔吐）、皮膚症状などの急性期症状があり、児への飛沫もしくは接触感染の危険性が懸念される場合には面会を控えてもらう必要があります。面会時の対策は、その施設の状況に合わせて様々ですが、NICUへの入室前に、面会者の健康状態を医療従事者が個別に評価することが重要です。急性期症状がないこと、流行性疾患への接触がないことを、一つひとつ確認します。面会票にチェック項目を設け、急性期症状や流行性疾患への接触を自己申告してもらう施設もあります。ただし、面会票が形骸化してしまうと面会者の感染に対する認識も甘くなり、多少の症状があっても面会してしまう可能性が出てきてしまいます。面会票を用いる場合であっても、医療従事者が面会者と顔を向かい合わせながら、必ず一つひとつの項目を読み上げて、急性期症状がないこと、流行性疾患との接触がないことを漏れがないようチェックすることが大切です。面会時の評価を厳密にすることで、家族の感染対策への認識も高まり、軽微な症状であっても逆に相談してくれるようになります。順天堂大学医学部附属順天堂医院では、冬季のインフルエンザ流行期に、面会者の体温測定を試験的に導入したところ、煩わしいとか厳しすぎるという意見よりも、「感染対策が徹底されていて安心する」といった意見や、「自分も感染を継続的に気にするようになった」との意見が多く聞かれ、そのまま流行期を問わず実施することになりました。家族に面会時の感染対策の意義を継続的に認識してもらうことが大切です。
　麻疹・風疹・水痘・流行性耳下腺炎などの流行性ウイルス疾患については、接触があっ

表1　流行性ウイルス疾患の潜伏期間と他者への伝播期間

疾患名	感染経路	潜伏期間	他者への伝播期間
水痘	空気	10〜21日間	発疹出現2日前から痂皮化するまで
麻疹	空気	7〜21日間	発疹出現前後4日間
風疹	飛沫	14〜21日間	発疹出現7日前〜後4日間
流行性耳下腺炎	飛沫	12〜25日間	耳下腺腫脹2日前〜後5日間 （ウイルス排泄：耳下腺腫脹7日前〜後9日間）
インフルエンザ	飛沫	1〜3日間	発症後5日間
感染性腸炎	接触	1〜3日間	症状消失48時間
流行性角結膜炎	接触	5〜12日間	発症後14日間（症状により延長）

潜伏期間と伝播期間をもとに、発症可能期間を設定する。

（文献1より）

た場合に、予防接種歴を書面で確認できなければ、想定される発症可能期間（表1）[1]の面会を控えてもらうことがあります。とくに風疹や流行性耳下腺炎の罹患歴は誤っていることも多いので、判断材料にしない方が好ましいです。これらの予防接種歴は各々2回の接種が望まれます。インフルエンザのシーズンには、インフルエンザワクチンの接種を推奨することも大切です。家族内に発症があった場合、インフルエンザワクチン未接種であれば発症可能期間の面会を控えてもらうこともあります。もちろん、ワクチン接種者であっても、発症する危険性はありますので、面会時に体調変化が少しでもあった場合には、すぐに相談してもらえる体制を作っておくことも大切です。そして、少しでも急性期症状が出現した場合には、面会を中止することが必要です。

　面会者の面会前の評価、面会中の体調変化の相談体制の確立も重要ですが、意外と抜けるのが、面会後や帰宅後の体調変化です。インフルエンザのように症状出現時からが感染性を有する疾患であれば、帰宅後に発症しても、児への伝播は低いと考えられます。しかし、水痘の場合は発症2日前から、流行性耳下腺炎は耳下腺腫脹7日前からウイルス排泄があります。面会後に発症したとしても、これらの疾患は児への伝播につながります。したがって、院外であっても体調変化があった場合には積極的に医療機関を受診してもらうこと、感染性疾患が疑われた場合には病棟に連絡をしてもらう必要性をあらかじめ理解してもらうことが大切です。面会時の感染対策は、面会前だけではありません。面会中も面会後も継続的に対応していくことが重要です（図1）。

　自宅で家族や同居者が流行性疾患を発症したり、面会中に面会者が急性期症状を呈したりすることがあるので、様々な対応が的確に行われる必要があります。わかりやすいフローチャート（図2、3）を作っておくと、病棟でのスムーズな対応につながります。ただし、

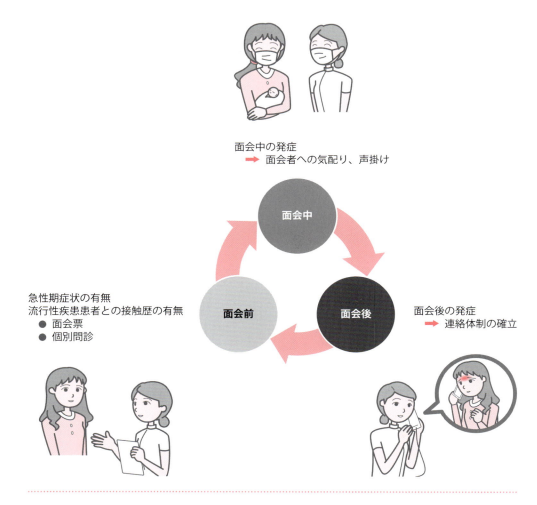

図1　面会者の対応

　必ず感染制御チーム（Infection Control Team：ICT）と情報を共有し、適切な感染対策を実施する必要があります。

　面会者の健康管理とともに、面会時の手指衛生も大切な対策のひとつとなります。これは、"面会者の皮膚病原微生物を伝播させない"という意味の手指衛生ではありません。面会前もしくは面会中に接触する可能性のある、病院環境微生物の伝播を抑制することが目的です。面会者に対してただ単に「手指衛生をして下さい」では理解は得られません。どのような場面で手指衛生が必要なのか、どうして手指衛生が必要なのか、を理解し、適切な手指衛生の手順を実行してもらう必要があります。入院時の説明の際に、パンフレットなどを用いて説明する方法もあります（図4、5）。NICUで実施している感染対策についてあらかじめ説明しておくことで、家族の協力も得られやすくなります。

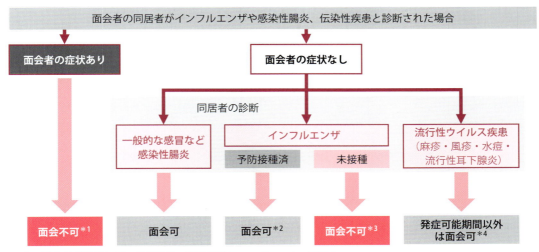

* 1 　面会者が発症している場合は、面会者のフローチャート（図3）。
* 2 　サージカルマスクを着用。　　*3　感染期間（5日間＋α）＋潜伏期間（3日間）の発症可能期間。
* 4 　詳細を調査のうえ、発症可能期間を設定し面会の可否を検討する。母子手帳で2回の予防接種が確認できた場合は、面会は通常通り。
注　● そのほかの感染性疾患が疑われる場合は要相談。
　　● 面会可であっても面会中に体調変化があれば直ちに申告を要する。
　　● いずれもICTへの報告が必須。

図2　面会者の流行性疾患患者との接触歴フローチャート

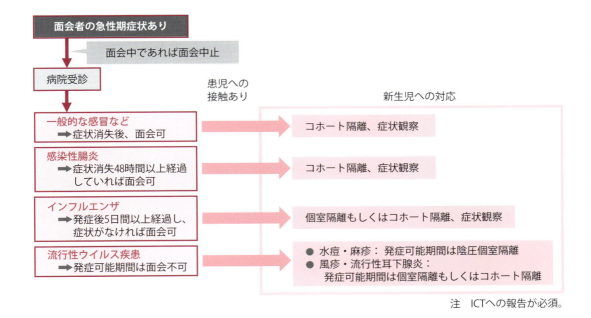

図3　面会者の急性期症状への対応フローチャート

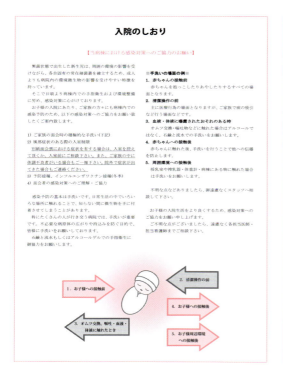
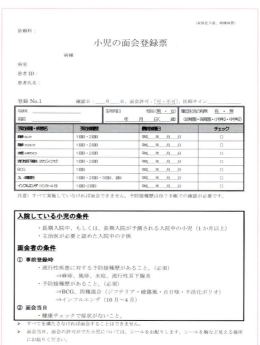

図4　入院時のパンフレット（入院のしおり）　　図5　面会登録票

失敗

　面会時の症状を自己申告制にしていると、感染チェックが形骸化してしまい、実は面会時から症状があって帰宅後に症状が増悪して連絡してきた、ということがあります。面会時の評価は形骸化しないよう、一人ひとり丁寧に医療従事者が問診をして評価することが大切です。それが、面会者の感染対策に対する意識向上につながります。

2 カンガルーケア時の感染対策

　カンガルーケア（SSC）は、バイタルの安定や静睡眠の増加など児に対する効果を持っています。さらに両親に対しても、母乳分泌の維持促進、不安感の軽減、愛着形成などの情動面においてのSSCの効果もわかっています[2]。SSCの効果を最大限に引き出せるよう環境整備に努める必要があります。通常、モニタリングが必要であればベットサイドで実施されることが多いので、プライバシーの確保と安全面を両立できるようにパーティションやカーテンを使用する施設もあるかと思います。どのような状況であっても、医療従事

者による事前の清拭など環境整備が必要です。授乳室などでの授乳や搾乳室での搾乳も、フリースペース化してしまうと病院環境微生物の水平伝播の危険性が高くなります。個々の使用前後で医療従事者による環境整備を徹底し、医療従事者が管理することが前提です。

　SSCによる母親からの病原微生物伝播の危険性は面会者と同様です。SSCにおけるRSウイルス（Respiratory Syncytial Virus）と結核の水平伝播の報告もありますが[3,4]、前記のような面会者に対する感染対策が十分に取れていれば、SSCの際に特別に追加する対策はありません。ただし、一部の報告では、面会者の皮膚症状とメチシリン耐性黄色ブドウ球菌（Methicillin-resistant *Staphylococcus aureus*：MRSA）の水平伝播の危険性が指摘されています[5]。接触する部分に皮膚症状がある場合は、ガーゼで覆うか、皮膚症状の改善を待つことを考慮してもいいかと思います。

2　同胞面会

　米国小児科学会（American Academy of Pediatrics：AAP）は、新生児病棟や小児病棟において、その兄弟が入院する患児を訪問する同胞面会を奨励しています[6]。とくに入院が長期化するNICUでは、兄弟の面会が大切だとしています。

　同胞面会における基本的なガイドライン事項には、

> a) 教育を受けた医療従事者が、面会前に病棟外で、面会する同胞の健康状態を両親に問診する。
> b) 両親への問診内容を記録に残し、面会許可の有無も記載する。
> c) 発熱、呼吸器症状、消化器症状、皮膚症状などの急性期症状がある場合は面会を許可しない。
> d) 感染症に罹患した人との接触があり、その疾患に対する免疫がない場合には、面会すべきでない。
> e) 面会する同胞は、年齢に応じた推奨されるすべての予防接種を接種しておく。インフルエンザシーズンであれば、インフルエンザワクチンの接種も必要である。
> f) 接触する前には手指衛生をすべきである。
> g) 面会する同胞は、入院している兄弟のみと面会し、ほかの入院患児との接触は許可されない。また、個室や指定された場所以外に行かないよう保護者が監督すべきである。

があげられています。

　自施設で同胞面会を実施する場合には、各医療機関の状況と人員配置に見合ったマニュアルを作成し、感染対策と安全対策を十分確保したうえで実施する必要があります。

わが国のNICUでも徐々に同胞面会を導入する施設が増えてきていますが、まだ少ないのが現状です。海外でも、同胞面会が進んでいる国もあれば、少ない国もあります。同胞面会を懸念する理由の多くはNICUへの感染症の持ち込みと思われます。一般的には、マニュアルから逸脱しない十分な感染対策のもと実施されるのであれば、同胞面会の導入により感染症の危険性は上昇しないと言われています。しかしながら、RSウイルスについては十分に配慮する必要があります。実際、RSウイルス流行期に13歳未満の同胞面会を制限すると、NICU内のRSウイルス感染症の発症が抑制できた、という報告があります[7]。RSウイルス流行期には同胞面会を制限することも念頭において考える必要があります。

　同胞面会についての明確な基準はありません。自施設の状況と人員配置、そして入院患児とその家族・兄弟への利益を十分検討したうえで、マニュアルの作成とその管理を徹底させる必要があります。

■ Reference

1) Heymann DL eds：Control of communicable diseases manual, 20th Ed, Amer Public Health Assn, Washington, 2014
2) Conde-Agudelo A, Díaz-Rossello JL：Kangaroo mother care to reduce morbidity and mortality in low birthweight infants. Cochrane Database Syst Rev（4）：CD002771, 2014
3) Visser A, Delport S, Venter M：Molecular epidemiological analysis of a nosocomial outbreak of respiratory syncytial virus associated pneumonia in a kangaroo mother care unit in South Africa. J Med Virol 80（4）：724-732, 2008
4) Heyns L, Gie RP, Goussard P et al：Nosocomial transmission of *Mycobacterium tuberculosis* in kangaroo mother care units：a risk in tuberculosis-endemic areas. Acta Paediatr 95（5）：535-539, 2006
5) Sakaki H, Nishioka M, Kanda K et al：An investigation of the risk factors for infection with methicillin-resistant *Staphylococcus aureus* among patients in a neonatal intensive care unit. Am J Infect Control 37（7）：580-586, 2009
6) American Academy of Pediatrics：Red Book® : 2009 Report of the Committee on Infectious Disease, 28th edition
7) Peluso AM, Harnish BA, Miller NS et al：Effect of young sibling visitation on respiratory syncytial virus activity in a NICU. J Perinatol 35（8）：627-630, 2015

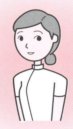

9 面会時の感染対策

10 転入院時の感染対策

久田　研

　新生児が入院もしくは転院してくる際、産科あるいは転院元の施設から、診療情報提供書や医師間のやり取りによって新生児の患児情報が伝えられます。しかしながら、その内容は、入院を必要とする新生児の病態に関することが中心となり、ときに感染症に関する情報が不足していたり、施設間での感染対策に対する格差が存在します。転入院時の感染対策において、情報不足によって生じる問題は、転院もしくは入院してくる患児個人に留まらず、ほかの入院患児にも悪影響を及ぼすことから、感染症に関する情報収集が不可欠であるとともに、感染制御チーム（Infection Control Team：ICT）と病棟との連絡体制を確立し、的確な感染対策の立案・実行が求められます。

1 標準予防策の徹底

　前医でメチシリン耐性黄色ブドウ球菌（Methicillin-resistant *Staphylococcus aureus*：MRSA）が検出されていたが、MRSAの保菌状況が診療情報提供書に記載されていなかった、医師間の電話連絡で感染症情報が伝達されていたため耐性菌情報が看護師まで伝わらなかった、という話はよく聞きます。また、転院時には培養結果が出ておらず、転院後に微生物情報が出ることもあります。親切な医師であれば、その感染症情報を連絡してきてくれますが、多忙な診療の中、失念してしまうこともあるかと思います。したがって、転入院時には"感染症情報は必ずしも完全ではない"ことを念頭に置いた対応をする必要があります。すなわち、何かしらの病原微生物が存在する可能性があるものとして対応する、それは標準予防策にほかなりません。もちろん、感染症情報があるに越したことはありません。しかし、感染症情報の有無で対策に強弱を付けてしまうと、後から病原微生物が検出された場合には水平伝播の危険を高めることになってしまいます。いずれの患児においても、標準予防策を徹底することは、感染対策の基本です（図1）。

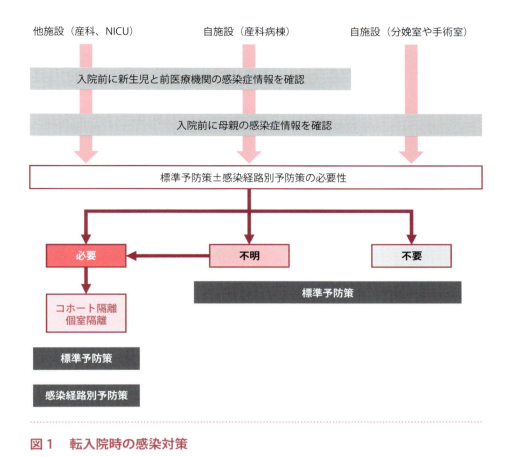

図1　転入院時の感染対策

2 事前の感染症情報の収集

NICUに新生児が入院する状況には、

① 自施設内にて出生し、直接NICUに入院するケース。
② 自施設内にて出生し、産科病棟での管理を経て、NICUに入院するケース。
③ 他産科施設で出生し、集中管理目的に転院となるケース。
④ 他施設のNICU入院経過中に外科対応など専門治療が必要となり転院となるケース。

の4つのケースが考えられます。小児病棟とは異なり、外来から新生児が入院する施設は少ないでしょう。したがって、新生児の転入院時に必要となる感染症情報は、母親の感染症情報と新生児本人の微生物情報、そして、前医療機関のアウトブレイクの有無など病院環境の情報です。提供された感染症情報は、すみやかにICTに報告される体制を構築し

表1 感染症チェックシート

転入院時の感染チェック項目*

ID		氏名		転院元（先）施設名		

			疾患名	感染経路	潜伏期間	他者への伝播期間
母親	☐ 母親の急性期症状の有無					
	☐ 母親の感染症	●	水痘	空気	10〜21日間	発疹出現2日前から痂皮化するまで
		●	麻疹	空気	7〜21日間	発疹出現前後4日間
		●	風疹	飛沫	14〜21日間	発疹出現7日前〜後4日間
		●	流行性耳下腺炎（先天性風疹症候群）	飛沫	12〜25日間	耳下腺腫脹2日前〜後5日間（ウイルス排泄：耳下腺腫脹7日前〜後9日間）生後より長期間ウイルス排出がある
		●	インフルエンザ	飛沫	1〜3日間	発症後5日間
		●	感染性腸炎	接触	1〜3日間	症状消失48時間
		●	結核	空気	—	排菌がなくなるまで
	☐ 流行性疾患患者との接触歴（Sick Contct）					
	☐ 母親の微生物情報（腟直腸培養）	● MRSA ● ESBL ● そのほか（メタロβラクタマーゼ、VRE、MDRP、結核、そのほか）				
新生児	☐ 直前の微生物情報	● MRSA ● ESBL ● そのほか（メタロβラクタマーゼ、VRE、MDRP、結核、そのほか）				
	☐ 前医の病院環境情報	● アウトブレイクの有無				

* 通常の産科情報もしくは転院時の診療情報提供書に追加して聴取する必要のある項目。
MRSA：メチシリン耐性黄色ブドウ球菌　　ESBL：基質特異性拡張型βラクタマーゼ　　VRE：バンコマイシン耐性腸球菌
MDRP：多剤耐性緑膿菌

ておかなければなりません。診療情報提供書や産科情報とともに、感染症チェックシートのようなものを各々の施設で作成しておくのもひとつの方法です（表1）。自施設から直接NICUに入院になる場合（①）は、新生児が病院環境微生物を保有する危険性は低いため母親の感染症情報や微生物情報が重要です。②〜④のように、一旦他病棟や他施設での管理を経て入院する場合には、新生児の微生物情報が重要になります。母親および新生児の情報に応じたベッド配置や、感染経路別予防策の追加が必要になります。事前の情報収集が重要です。

1　母親の感染症情報

　母親の感染症情報で大切なのは、流行性疾患の罹患もしくは曝露と腟直腸培養からの病原微生物の検出状況です。流行性疾患は、潜伏期間が長く、母親が治癒していても児の発症の危険性が残ります。胎内感染の場合には、生後に発症したり、生後も長期間ウイルスを排出する疾患もあります。このため、母親の流行性疾患の情報はしっかりと聴取する必要があります。空気感染をきたす麻疹・水痘・結核、飛沫感染の原因の中でも、風疹・流行性耳下腺炎などは、その代表例です。もちろん、母親が呼吸器症状や消化器症状、皮膚症状などの急性期症状を有する場合は、前記疾患でなくとも面会を控えるとともに、児との接触があれば、その発症に注意する必要があります。

　水痘は空気感染であること、状況によっては重症化することから慎重な対応が必要になります。とくに、母親が出産5日前から出産後2日間以内に水痘に罹患した場合、新生児が発症する水痘は致死的となります。周産期に水痘に罹患した母親から出生した新生児は、生後1〜16日の間に水痘を発症する可能性があることから、水痘罹患の母親から生まれた新生児は、生後21日間［日本にはないが水痘・帯状疱疹免疫グロブリン（Varicella-zoster Immune Globulin：VZIG）投与の場合は28日間］、空気感染対策と接触予防策が必要になります。

　結核も空気感染をきたすことから同様に注意が必要です。近年、結核患者の増加が指摘されており、妊娠女性の結核の報告も増加しています。接触歴、海外渡航歴などの結核の危険性に加えて、全身倦怠感、寝汗、食欲不振、咳嗽、発熱などの症状が3週間以上持続する場合には、積極的に結核を鑑別する必要があります。面会者である母親が肺結核を発症していた場合は病棟全体の問題となります。

　麻疹は妊娠女性が罹患するケースは稀となりましたが、母親が分娩直前または分娩後に発症したときには、児の麻疹に留意します。母親の発疹出現後5日間以内に分娩した場合は発症することが多く、7日間以降の分娩では発症しないとされています。一般的に麻疹の潜伏期間は7〜21日間、他者への伝播期間は発疹出現前後4日間です。この間の児への接触は防ぐ必要がありますし、潜伏期間中の発症も念頭に置いた対策が必要です。発症可能期間は、陰圧個室による空気感染対策が必要です。

　風疹に対しても注意が必要です。妊娠初期の女性が風疹に罹患すると、胎児感染により白内障や先天性心疾患、感音性難聴などの症状を示す先天性風疹症候群（Congenital Rubella Syndrome：CRS）の原因となります。注意すべきは、CRSの新生児は、風疹ウイルスを長期間排出することです。ポリメラーゼ連鎖反応法（Polymerase Chain Reaction：PCR、核酸検査）によって2回の陰性を確認できるまでは感染性があるものとして、ほかの新生児や母親から隔離する必要があります。

2 転入院時の微生物情報

　転入院時の母親および新生児からの微生物情報も重要です。MRSAの検出状況は施設によって異なりますが、産科施設や長期入院患児の転院では保菌率が高いこともあります。前もって、他医療機関からの情報としてMRSAなどの微生物情報を入手しておくことは、転院時のベッド配置の参考になります。また、待機的入院であれば、前医療機関にMRSAスクリーニングの実施を依頼することもあります。得られた感染症情報と、①～④（p109参照）の入院ケースに応じて、医療従事者の受け持ち、ベッド配置を考慮し、適切な感染対策を取る必要性があります。近年、基質特異性拡張型βラクタマーゼ（Extended Spectrum β Lactamase：ESBL）産生菌の増加に伴い、新生児感染症におけるESBL産生菌の検出頻度が増えています。MRSAやESBLが母親の腟直腸培養から検出される場合、経腟分娩の新生児もそれらの病原微生物を保菌する危険性があります。そのため、母親の腟直腸培養による微生物情報も収集しておくことが重要なのです。また、MRSAやESBLなど耐性菌を保菌する母親から出生した新生児が敗血症症状を呈した場合には、抗菌薬の選択の参考になります。通常、MRSAの保菌の有無でベッド配置・スタッフ配置を考慮し、感染拡大予防策を実施する医療機関が多いかと思います。しかし、MRSAをはじめ耐性菌などの病原微生物はいつ保菌するかわかりません。保菌者、非保菌者でコホート隔離しても、標準予防策、とくに手指衛生が徹底されていなければ、これらの制御は困難です。本来、完璧な手指衛生と標準予防策が実施されていれば、患児➡医療従事者➡患児による微生物伝播は抑制可能です。それが困難なのは、忙しさや人員不足、認識の甘さにより手指衛生が破綻するからです。コホート隔離は感染の危険性を軽減するための手段であり、それだけでは完全ではないこと、標準予防策が基本であることを全スタッフに認識させる必要があります。

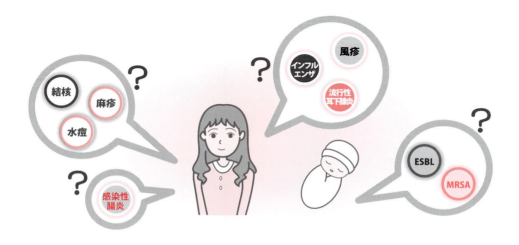

3 他施設への転院

　自施設から他施設へ転院する場合には、転院先が同じ情報を必要としていることを認識し、情報不足による不利益が生じないように配慮します。感染チェック項目を転院先に伝えるのもひとつです。診療情報提供書に感染症情報をあらかじめ入力可能にしておき、共通の書式によりMRSAやESBLなど耐性菌情報が欠落しないよう配慮することも必要です。

転入院時の必要事項

- 感染症情報の詳細な収集
- ICTへの報告体制の構築
- 標準予防策の遵守
- 感染症情報にもとづくベッド配置と感染対策の追加
- 他施設への転院時の感染症情報の十分な提供

よくある

失敗

　転入院時と定期的なMRSAスクリーニングを実施し、MRSAの保菌の有無でコホート隔離を実施すると、非保菌者側の手指衛生がおろそかになります。スクリーニングにも物理的、時間的限界があることを理解し、MRSA非保菌者であってもいつ保菌するかわからない、実は保菌しているけど培養は陰性という場合もあること、病院環境微生物はMRSAだけとは限らないこと、を十分認識してもらい標準予防策を遵守することが大切です。

11 アウトブレイクの対応法

久田 研

1 アウトブレイクの早期発見

　アウトブレイクとは、特定の場所で、一定期間の間に、通常予想されるよりも多くの事象が発生することです。「何となくいつもより検出されるな」では早期検出とは言えません。サーベイランスシステムが構築されていて初めて対処が可能となります。したがって、日常的なサーベイランスの運用がアウトブレイクの早期発見につながると言えます。また、サーベイランスの対象を明確にしておくことも必要です。メチシリン耐性黄色ブドウ球菌（Methicillin-resistant *Staphylococcus aureus*：MRSA）、バンコマイシン耐性腸球菌（Vancomycin-resistant Enterococci：VRE）、多剤耐性グラム陰性桿菌（Multi Drug-resistant Gram Negative Bacilli：MDR-GNB）、基質特異性拡張型βラクタマーゼ（Extended Spectrum β Lactamase：ESBL）産生菌、多剤耐性緑膿菌（Multi Drug-resitant *Psedomonas aeruginosa*：MDRP）、多剤耐性アシネトバクター（Multi Drug-resistant *Acinetobacter*：MDRA）、カルバペネム耐性腸内細菌科細菌（Carbapenem-resistant Enterobacteriaceae：CRE）などの多剤耐性菌はその代表的なものです。モニタリングする菌種が臨床検体より分離された場合には、必ず微生物検査室より感染制御チーム（Infection Control Team：ICT）へ情報伝達がなされるよう体制を構築しておく必要があります（図1）。また、微生物検査室の情報のみならず、各医療機関が指定する警戒すべき病原微生物（ウイルスを含む）や、警戒すべき疾患や症状を呈した患者が入院もしくは発生した場合には、病棟や診療科からICTに報告する体制も確立しておくことが重要です（図1）。ICTでは、各方面から得られた情報を統合し、アウトブレイクを早期に検知します。もちろん、アウトブレイクの有無にかかわらず、感染性疾患であれば、病棟における標準予防策と感染経路別予防策の実施状況を確認し、適切な二次感染予防策を講じることも重要です。また、アウトブレイクに至る以前にその徴候をつかみ、当該部署の標準予防策や感染経路別予防策、病院環境に破綻がないかを確認し、アウトブレイクを未然に防ぐことも大切です。
　アウトブレイクの早期発見において重要なことは、院内で発生した感染症情報が、微生物検査室からだけではなく、病棟や診療科をはじめとした様々な部署から確実にICTに集積し、統合されることです。定期的な積極的監視培養（Active Surveillance Culture）によ

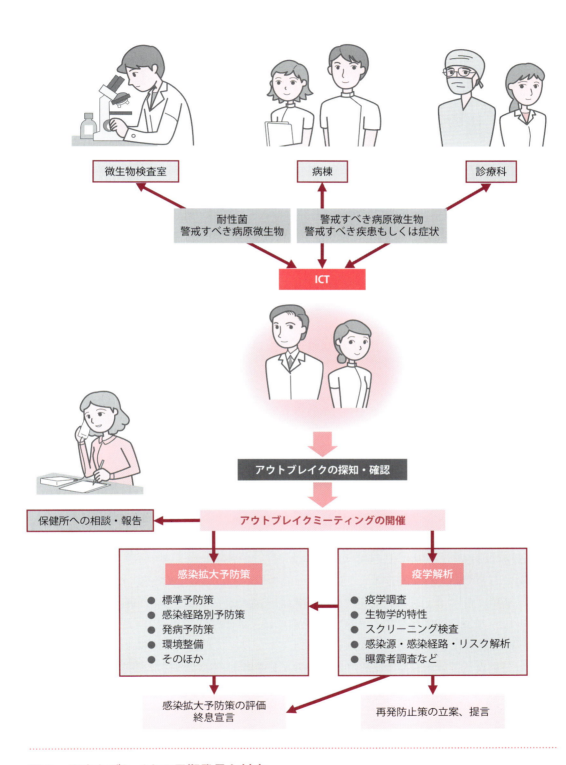

図1　アウトブレイクの早期発見と対応

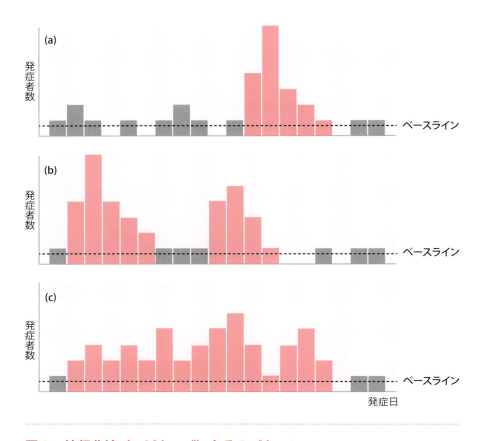

図2　流行曲線（エピカーブ）とそのパターン

り早期にアウトブレイクを探知することも、NICUなど一部の病棟では必要になることがありますが、情報の確実な集積と感染拡大予防策が実施されなければ、意味がありません。

　また、アウトブレイクの定義についても、科学的根拠と法令を遵守しながら、各医療機関の状況に合わせて決めておかなければ早期発見はできません。アウトブレイクには科学的根拠にもとづいた科学的定義と、保健所への報告に必要な疫学的定義があります。通常、科学的根拠にもとづくアウトブレイクの定義は、過去のサーベイランスデータより得られるベースラインを超えて感染症が発生したもの、とされます（図2）。また、厚生労働省通知『医療機関における院内感染対策について』[1]では、1例の発生をもってアウトブレイク対策が必要とする5つの多剤耐性菌をあげています。CRE、バンコマイシン耐性黄色ブドウ球菌（Vancomycin-resistant *Staphylococcus aureus*：VRSA）、MDRP、VRE、MDRAは、通常、国内では蔓延していないとされる耐性菌であるため、これら5つが対象となっています。また、日常的に検出される耐性菌やそのほかの感染症については、各施設で基準を作成し、それに準じた対応を行う必要があります。各医療機関でアウトブレイクの定義を決めておくことが大切です。

> **アウトブレイクの定義**
>
> 1. **科学的定義**
>   単位時間あたりに期待値以上の感染症発生が病院内の水平伝播により生じた場合。
> 2. **疫学的定義**[1]
>   一定期間内に、同一病棟や同一医療機関といった一定の場所で発生した院内感染の集積が通常よりも高い状態のこと。
>   ① 1例目の発見から4週間以内に、同一病棟において新規に同一菌種による感染症の発病症例が計3例以上特定された場合、または、同一医療機関内で同一菌株と思われる感染症の発病症例(抗菌薬感受性パターンが類似した症例など)が計3例以上特定された場合。
>   ② CRE、VRSA、MDRP、VRE、MDRAの5種類の多剤耐性菌については、保菌も含めて1例が発見された場合。
> 3. **各医療機関の定義**
>   例) 患者や職員にかかわらず、同一病棟や同一部署において、あらかじめ規定した感染症や症状の出現が1週間に3例以上新規に生じた場合。
>   など

2 アウトブレイク時の連携

　各医療機関のアウトブレイク定義に照らし、アウトブレイクの発生が疑われる場合には、直ちにICTが発生部署の責任者に対してアウトブレイクミーティングの開催を要請します。厚生労働省通知『医療機関における院内感染対策について』[1]では、おおむね1週間以内にアウトブレイクミーティングを開催するとしていますが、アウトブレイクが疑われる状況下であれば即日開催し、直ちに感染拡大予防策を開始することが望まれます。ミーティングでは、アウトブレイクを検証し、伝播規模の把握、感染源や感染経路の推定、生物学的特性を理解し、必要に応じてスクリーニングの実施も必要になります。また、直ちに適切な感染拡大予防策を立案・実行するとともに、手指衛生などの遵守状況の確認も必要になります。このため、ミーティングには、ICTだけでなく、微生物検査室や診療科、病棟看護師など、様々な部門や職種の参加が必要になります。あらかじめ、アウトブレイクミーティングの構成員を規定し、各々の役割分担を明確にしておくことが大切です。そして、定期的なミーティングの開催により、アウトブレイク終息に向けた感染拡大防止策と再発防止策をグループ全体で実行していく必要があります。

> **アウトブレイクミーティングの構成員（例）**
> - ICT［室長 or 副室長（議長）、ICT 看護師、事務員］
> - 診療科：病棟医長（公式代理：医局長）、リンクドクター
> - 病棟：看護師長、主任、リンクナース
> - 微生物検査室
> - 看護部
> - 管理課
> - そのほか、議長が必要と認めた者

3 アウトブレイク対処の実際

　微生物検査室から耐性菌や警戒すべき病原微生物が検出された場合や、病棟や診療科で警戒すべき疾患もしくは症状が認められた場合には、ICT に報告します（図1）。ICT は、疾患に応じた患者配置と感染経路別予防策により二次感染対策を徹底させます。さらに、集積したデータをもとに、アウトブレイクかどうかを判断します（アウトブレイクの定義、p117参照）。この際、厚生労働省通知に基づき、CRE、VRSA、MDRP、VRE、MDRA の 5 種類の多剤耐性菌については、保菌も含めて 1 例が発見された時点で、アウトブレイクに準じた対応を取ります。それ以外は、4 週間以内に同一病棟において同一菌種による感染症の発病症例が合計 3 例以上をアウトブレイクと考慮し、アウトブレイクミーティングの開催を要請します。小児病棟と異なり、NICU ではウイルス性疾患が持ち込み以外で発症することはありません。したがって、NICU で RS ウイルス（Respiratory Syncytial Virus）感染症が同日に 2 例以上発症した場合なども、アウトブレイクに準じた対応が必要になります。

　アウトブレイクミーティングは、あらかじめ決められた職種の参加により開催されます（構成員参照）。ICT は、ミーティングまでに、当該部署に赴き情報を取り集めし、患者リストを作成しておきます。微生物検査室は、原因微生物について過去の検出歴や市中での流行状況、薬剤感受性や遺伝子型などの生物学的特性の情報をピックアップしておきます。病棟および診療科は、患者情報やベッド配置などの情報が提供できるようにします。アウトブレイクミーティングでは、各種方面からの情報をもとに疫学的関連性を検討し、アウトブレイクの真偽を確認します。

　流行曲線（エピカーブ）（図2）は、横軸に発症日（時間経過）を、縦軸に発症者数を示すことで、アウトブレイクの規模や期間が分かりやすくなります。さらに、感染拡大予防策の立案・実行の際に、アウトブレイクがどの段階にあるか判断する基準にもなります。実際、(a) のようなエピカーブであれば、単一微生物による単一曝露、(b) のような二峰性であれば繰り返し曝露があることが、(c) は持続パターンで、感染源が特定されていない、

感染拡大予防策が十分ではないことが判断できます。

　ICTと病棟および診療科が協力して、リストに発症者の詳細な情報を入れることにより、発生の偏りを把握することができるようになります。その結果、感染源や感染経路を推定することも可能になります。必要であれば、推定された原因の有無に分けて発症者と非発症者の偏りやばらつきを統計学的に検討することで、原因が明確になることもあります。疑わしきリザーバーが推定されたならば、微生物検査室に依頼し環境培養を実施し、汚染の有無を確認できます。また、原因微生物によっては、曝露者に対するスクリーニングにより、さらなる感染拡大防止策につなげることもあります。

　感染症の発症数はアウトカム（結果）であり、ケアプロセス指標である手指衛生遵守率、接触予防策遵守率、環境整備の達成率による評価も必要です。とくに、手指衛生は、感染対策の基本であり、医療従事者の責務であるにもかかわらず、最も遵守や継続が難しい予防策でもあります。アウトブレイクの際には、感染源の追及とともに、ケアプロセス指標の確認が重要です。基本に戻り、なぜ手指衛生が必要なのか、どのような場面（5つのタイミング）で手指衛生が必要なのかを再度教育しなければなりません。量的評価である擦式アルコール製剤の使用量の確認は、目標量より低下しているようであれば、改善を促す指標になります。使用量が落ちていなければ、適切なタイミングでの正しい手指衛生ができていない可能性も考えられるため、質的評価が必要になります。そのため直接観察による手指衛生の監査が必要になります。また、手指衛生は継続性が問題になります。ICTがすべての手指衛生を監査することは困難です。リンクナースやリンクドクターを手指衛生の指導者として教育し、指導者が中心となり認定者を教育し、認定者が中心となり専用アプリを用いたりしながら、お互いの質的評価を行う、などの対策が必要です。お互いを監査することで、自分の不備をお互いに認識し、効果的な手指衛生の向上が望めます。ICTが実施する手指衛生監査と、病棟で実施する手指衛生監査の結果が同じレベルであれば、適切な手指衛生が病棟主体でできていると推定できます。

　手指衛生が質的にも量的にも実施できているにもかかわらず、アウトブレイクが改善しない場合には、リザーバーの存在を考えます。NICUであれば、水回りや共有物品を中心に考えることになります。

　これらの対策にもかかわらず、(c)のエピカーブのように感染症の発症がその後もあるようであれば、第三者の支援を仰いだり、行政への報告についても検討することが必要となります。保健所への連絡・相談については、厚生労働省通知『医療機関における院内感染対策について』[1]では、

❶ アウトブレイクに対する感染対策を実施した後、新たな感染症の発病症例（CRE、VRSA、MDRP、VRE、MDRAの場合は保菌者を含む）が多数に上る場合（目安として10例以上）。
❷ 院内感染事例との因果関係が否定できない死亡例が確認された場合。
❸ これ以前でも医療機関の判断で、必要に応じて保健所に連絡・相談すること。

が望ましいとしています。さらに、適切な感染予防策を実施しても、なお新規発生が継続する場合は、病棟閉鎖や新規入院中止の必要性についても検討が必要になります。あらかじめ、病棟閉鎖や新規入院中止の決定および解除基準を決めておくことが望ましいです。

通常、潜伏期間の2倍相当の期間、新規発生がない状態をもって、アウトブレイクの終息宣言となります。再発防止策の提示が重要です。

アウトブレイク時の検討事項[2,3]

- ☐ 各医療機関の基準や耐性菌サーベイランスによる発生状況の確認
- ☐ 警戒が必要な病原微生物や症状の発生状況の確認
- ☐ 疫学的関連性とアウトブレイクの真偽を検討
- ☐ 患者リストの作成
- ☐ 流行曲線の作成
- ☐ 病原微生物の生物学的特性(薬剤感受性パターン、血清型、遺伝子型など)
- ☐ 病原微生物の市中での流行状況の確認
- ☐ 伝播経路の推定
- ☐ 初動対応として、感染拡大防止策の立案・実行
- ☐ 患者もしくはスタッフの個室隔離やコホート隔離
- ☐ 直接観察法による手指衛生遵守率、接触予防策遵守率、環境整備の達成率とその是正
- ☐ 必要な場合には、病棟内の他患者のスクリーニングの実施
- ☐ リザーバーの探索と同定
- ☐ 医療器具の見直し
- ☐ クリーニングの徹底
- ☐ 行政への連絡の要否、継続的分離の際の支援を仰ぐ必要性を検討
- ☐ 病棟閉鎖/新規入院中止の必要性の検討
- ☐ 終息確認と再発防止策の提示

■ **Reference**

1) 厚生労働省:医療機関における院内感染対策について、医政局地域医療計画課長通知、医政地発1219第1号、平成26年12月19日
2) 日本環境感染学会:多剤耐性アシネトバクター・バウマニ(multiple drug-resistant *Acinetobacter baumannii*)等を中心とした多剤耐性グラム陰性菌感染制御のためのポジションペーパー 第1版 http://www.kankyokansen.org/modules/publication/index.php?content_id=6
3) 満田年宏監訳:APICガイド 医療環境における多剤耐性アシネトバクター・バウマニ(*Acinetobacter baumannii*)伝播防止のためのガイド http://www.apic.org/Resource_/TinyMceFileManager/Practice_Guidance/APIC-AB-Guide-Japanese.pdf

索 引

あ
アウトブレイク　12、88、114、116、117
アルコール製剤　83

い
易感染性　16
移行免疫　10
医療関連感染　12、80
医療器具　16
医療従事者　10、23、25
陰圧個室　111
インフルエンザ　100、101

え
栄養管理　54
壊死性腸炎　29
エピカーブ　118
エプロン　41

か
開放式吸引　52
ガウン　41、83
カテーテル関連血流感染　24
カンガルーケア　100、104
環境　75
　―整備　69
感染経路　20、119
感染源　119
感染制御チーム　33、66、79、102、108、114
感染性腸炎　101
浣腸　60

き
気管チューブ　42
気管内吸引　53
基質特異性拡張型 β ラクタマーゼ産生菌　94、112、114
吸引　51
　―器　74

く
空気感染　18、111
　―対策　36
空調設備　16

け
経管栄養　56

経口授乳　58
経皮中心静脈カテーテル　10
血液培養　93、96
血管内留置カテーテル　39
血糖測定　51
血流感染　11、93
検査　65

こ
抗菌薬　12、90、93、94
抗 MRSA 薬　78
極低出生体重児　14、27、80
ゴーグル　34、83
個室隔離　83、85
個人防護具　86
コホーティング　35、82
コホート隔離　35、82、83、85、112

さ
採血　48
最終清掃　70
臍動脈・静脈カテーテル　23、39
サージカルマスク　34、41、83
擦式アルコール製剤　32、82
サーベイランス　84
産道感染　21

し
子宮内（経胎盤）感染　21
市中感染症　25
手指衛生　32、35、44、46、75、82、83、86、90、102
受動免疫　14
常在細菌叢　15、91
シリンジポンプ　75
人工呼吸器　10、73
　―関連肺炎　11、24、73
人工乳首　56
新生児集中治療室　10
新生児毒素性ショック症候群様発疹症　78
新生児 TSS 様発疹症　29
浸漬消毒　72

す
垂直感染　20
水痘　101
水平感染　21、23

121

髄膜炎　28

* **せ**
世界保健機構　32
積極的監視培養　84、114
接触感染　100
接触予防策　35

* **そ**
早発型感染症　12
早発型敗血症　14、26
創部感染　78
足底採血　48

* **た**
体重測定　46
耐性菌　90
ターミナルクリーニング　70、71

* **ち**
遅発型感染症　12、94
遅発型敗血症　26
中心静脈カテーテル関連血流感染症　96
超音波検査　66
超音波装置　65
超低出生体重児　62、70、79
調乳環境　54

* **て**
適正使用　91
手袋　33
伝播　69

* **と**
同胞面会　105

* **な**
長袖エプロン　83

* **に**
日常清掃　71
尿道カテーテル　24、40
尿路感染症　28

* **は**
肺炎　11、27
敗血症　11、26、27、78
排泄ケア　59
バイタルサイン　45

針滴下法採血　50

* **ひ**
微生物検査室　118
皮膚ケア　62
飛沫　100
　―感染　111
　―感染対策　36
病原微生物　14
標準予防策　32、34、44、108、112、114

* **ふ**
風疹　101
フェイスシールド　34、83

* **へ**
閉鎖式吸引　53
ベッド間隔　17
ベンザルコニウム塩化物　40

* **ほ**
保育器　15、70
　―内　69、70
保菌　78
　―率　112
ポータブル胸腹部X線撮影　65
母乳　14
　―感染　22
哺乳瓶　56
ポビドンヨード　40、81

* **ま**
麻疹　101
末梢穿刺中心静脈カテーテル　23、39
末梢留置針　38

* **み**
未滅菌手袋　38
ミルクウォーマー　55

* **む**
ムピロシン　81

* **め**
メチシリン耐性黄色ブドウ球菌　12、59、78、108、114
面会者　100、101、102
面会中　101

＊ も
　沐浴　　64

＊ ゆ
　輸液管理　　61
　床面積　　17
　輸血　　25

＊ り
　流行曲線　　118
　流行性角結膜炎　　101
　流行性耳下腺炎　　101

＊ B
　B群溶連菌　　12、21、94

＊ E
　ESBL産生菌　　94、112、114
　Extended Spectrum β Lactamase　　94、112、114

＊ I
　ICT　　66、79、102、108、118
　Infection Control Team　　66、102、108

＊ R
　RSウイルス　　106

＊ V
　VAP　　42

＊ 5
　5つのタイミング　　32、68

日常診療と看護ケアのための **NICU 感染対策**	定価（本体2,600円＋税）

2018年2月20日　初版発行

編著者　森岡一朗
発行者　伊藤秀夫

発行所　株式会社 ヴァン メディカル

〒101-0051　東京都千代田区神田神保町2-40-7 友輪ビル
TEL 03-5276-6521　FAX 03-5276-6525
振替　00190-2-170643

Ⓒ 2018 Printed in Japan　　　　　　　　　　　印刷・製本　亜細亜印刷株式会社
ISBN978-4-86092-130-9 C3047　　　　　　　　乱丁・落丁の場合はおとりかえします。

・本書に掲載する著作物の複製権・翻訳権・上映権・譲渡権・公衆送信権（送信可能化権を含む）は株式会社 ヴァン メディカルが保有します。

・|JCOPY|＜（社）出版者著作権管理機構　委託出版物＞

・本書の無断複製は著作権法上での例外を除き禁じられています。複製される場合は，そのつど事前に，（社）出版者著作権管理機構（電話 03-3513-6969，FAX 03-3513-6979，e-mail：info@jcopy.or.jp）の許諾を得てください。